不調を治す!

リンパストレッチ&マッサージBook

アスレチックリンパトレーナー
メディカルセンターWai 院長
吉良浩一

ソーテック社

はじめに

キラキラ明るく快活な日常を手に入れることは難しいことではない

数多くあるリンパマッサージ本の中から、本書を手にとっていただきありがとうございます。

本書を手にとったということは、体のどこかに不調や痛みを感じているのかと思います。痛みや不調を感じたまま日常生活を送るのは憂うつですよね。お察しします。

本書を手にとっていただいたからには、**「気分も体も重たい憂うつな日常からキラキラ明るく快活な日常を取り戻してもらえるようなメソッドを、食・運動・リンパケアという3つの観点から提案」**させていただきます。

私自身も治療家でありながら、以前は数多くの痛みと不調を抱えていました。

自分自身の不調を改善するために日本各地を訪ね歩き、あらゆる治療法を実践してきました。最先端といわれる海外の医療も受けました。高価なサプリメントも購入し、体にいいといわれるメソッドは自分自身の体で実践するようにしてきました。

私は普段、現在の医学では治してもらえない痛みや不調を抱える人や、わらをもすがる思いで来院するがん・難病の患者さんたちと向きあいながら、リンパマッサージを施術しています。

リンパマッサージを通して、7000人以上の患者さんと向きあううちにあることに気づきます。それは、「**体が真に欲していることを素直にやってあげることが何より大切**」なのだということです。それが、次の3つです。

❶ 痛みや不調を治すには何も難しい治療を施す必要はない

❷ 患者が自分の体に興味を持つこと

❸ 自分の体の声をしっかり聞いて、体が求めていることを素直にしてあげること

自分の体と向きあい、体の声を聞くだけでいい

いくら高度な医療や高額な治療を受けても、患者本人が自分の体をぞんざいに扱っていれば、痛みや不調はいずれ再発します。そしてどんどん深刻化していきます。

ではどうすればいいのでしょうか。

「**何も難解なことはありません。自分自身の体重を支えるだけの骨格筋を維持し、リンパの流れが滞らないように毎日5分でも10分でもいいので体を動かし、必要な栄養を体に与えてあげるだけでいい**」のです。

【食】体が欲しているだけの栄養をちゃんと与えてあげる

【運動】体を適度に動かして日々成長させてあげる

【リンパケア】体に入った毒素はしっかり排泄してあげる

「**この3つを少しずつでもいいので、しっかり実践すれば大概の痛みや不調は改善**」します。

私自身も50歳をすぎてから、ごまかしが効かなくなっていたのですが、食・運動・リンパをバランスよくコントロールすることで、さまざまな痛みや不調を改善することができました。

日ごろ、食・運動・リンパを包括的に指導するプログラムを「**アスレチックリンパ**」と名づけて患者に指導しています。本書では、アスレチックリンパで行っているセルフケアの部分を中心にお話ししています。

「**無理のこない範囲で少しずつ実践し日々継続していくことが、体を健康に美しく生かし続けるコツ**」です。

アスレチックリンパで痛みと不調に悩まされる憂うつな日常から脱却して、ぜひキラキラした健康ライフを手に入れてください。

アスレチックリンパトレーナー
メディカルセンターWai院長　吉良浩一

第0章　体の不調はリンパが解決してくれる

CONTENTS

第1章 リンパが滞る理由と流れるしくみ

第2章 リンパを促す3つの要素①［食について］

第3章

リンパを促す3つの要素2［リンパトレーニング］

CONTENTS

痛み

CONTENTS

第4章 リンパを促す3つの要素③【リンパエクササイズ】

第5章

骨を使ってリンパを圧迫する［リンパプレス］

CONTENTS

第0章

体の不調は
リンパが解決してくれる

「体の不調」って何だ？

加齢とともに、体に痛みや不調を抱える人が増え続けています。近年は病気の若年化が進み、若い人でも体に不調を抱える人が多くなりました。

まさに「国民総不調時代」です。

体に痛みや不調が生じる原因は、人によってさまざまです。100人いれば100通りの原因が考えられます。不調の原因は人それぞれですが、解決法はさほど複雑ではありません。

体は驚くほど単純なしくみで生命活動を営んでいます。

「**細胞の中に何を取り込み、細胞の外に何を排泄するか**」

それが生命維持活動のすべてです。

細胞に必要な栄養素を十分に送れなかったり、細胞の毒となるものが蓄積したりすると、体は健常な生命活動が行えずに、痛みや不調を発生させて体の主にサインを送ります。

現代の日本社会は便利に食べ物を調達できるようになりましたが、人体にはやさしくない加工を施されたものも流通しています。

「**体に毒となるものを臓器で解毒するには大量の栄養素が消費されるので、良質な栄養をとることが大切**」です。また、「**毒素の排泄にはリンパが大きな役割を果たすので、リンパの流れを促すことも重要**」です。

「**〝健康を維持する〟ということは、体に必要なものをどれだけ摂取して、体の毒になるものをどれだけ体の外に排泄できるかに尽きる**」といっても過言ではありません。「**摂取と排泄を見直すことで痛みや不調は著しく改善される**」のです。

健康を維持するってこんなこと

- 体に必要なものを摂取する
  ＝
  食事の質と量をコントロールすることがキモ
- 体に不必要なものを排泄する
  ＝
  リンパの流れを促すリンパコントロールがキモ

体に悪いものは全部リンパが排出してくれる

「体に不必要なもの、毒になるもの、体にとって悪いものを体の外に排泄する役割をリンパが担っています」。リンパが排泄するものは老廃物と呼ばれています。主に、細胞が栄養をエネルギーとして燃焼したあとの燃えかすなどのゴミ、細胞の死がい、真菌（カビ）、バクテリア、細菌やウイルス、寄生虫といった外来微生物などです。

リンパにはこれらを体の外に排泄する排泄機能に加え、免疫機能も備わっています。

「リンパの流れを促すだけで体に不必要なものを排泄し、免疫を向上して痛みや不調を改善することができる」のです。

リンパの流れがいいと次頁の図のように、いい事尽くしになります。

人が健康を維持するためにこんなに便利なシステムが体に備わっているのです。リンパを流すだけで体の不調が治るのですから、これを利用しない手はありません。

リンパが流れるとむくまない、冷えない

さらに、リンパの流れがいいと余分な水分が体に溜まらないので、体がむくみません。「**就寝前や、起床時に顔や手足がむくんでいる人はリンパが停滞しています**」。余分な水分が体の外に排泄されていないので、体の末端がむくんでしまうのです。「**体がむくまなくなると、体が冷えにくくなります**」。

アルコールや冷たい飲み物が好きな人は、体内に余分な水分を貯めてむくみやすく、冷えやすくなっています。「**リンパを流すことで余分な水分を排泄すると体温も上がります**」。体温が上がると細胞も元気になり、免疫力も向上して、病気の予防につながるのです！

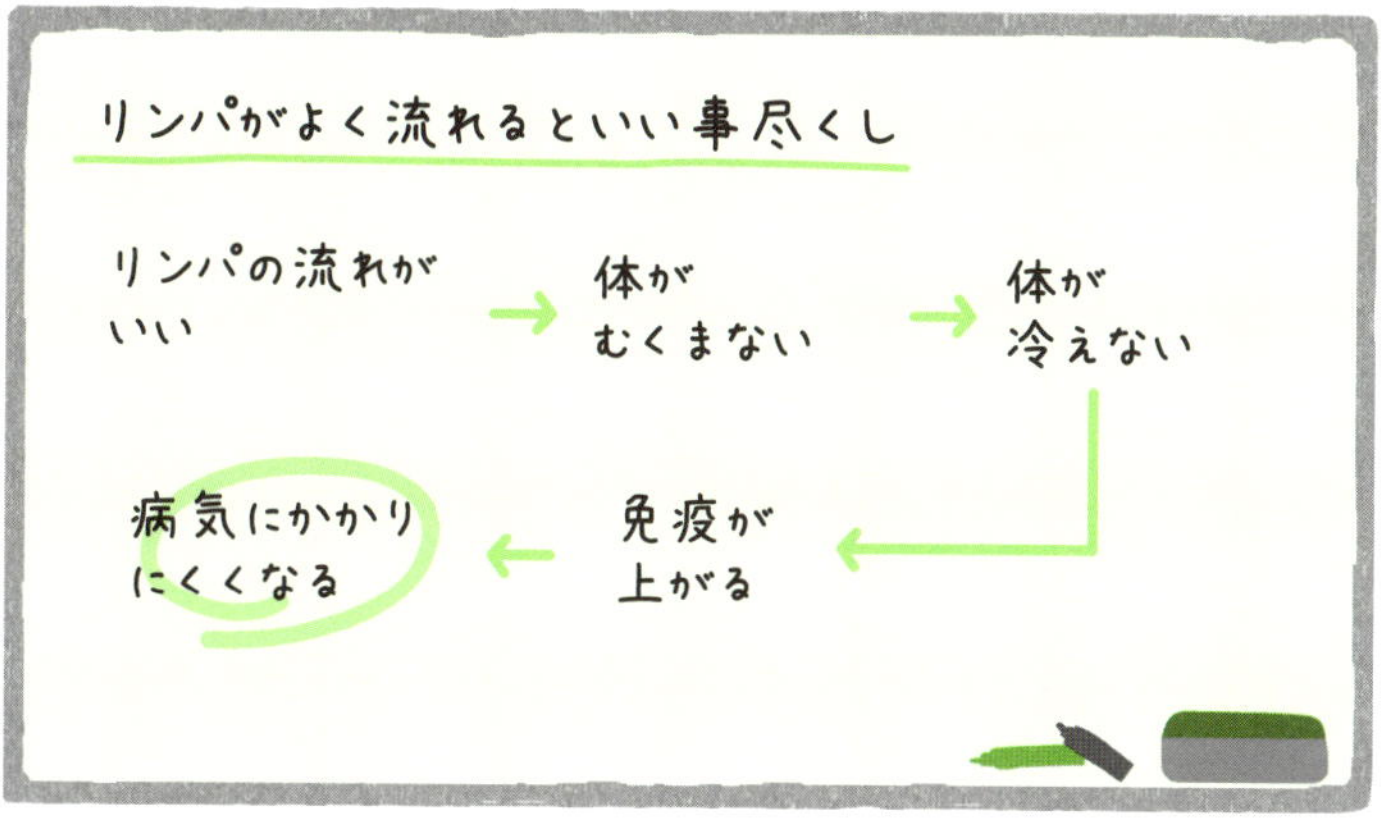

筋肉や関節をしっかり動かせば リンパは流れる

リンパの流れを促すには、リンパの役割と特徴をよく知る必要があります。

座学は面倒だと感じた人は、先に第4章から第6章でお話ししているリンパトレーニングとリンパエクササイズを実践してもかまいません。リンパに対する理解が進めば、日々のセルフケアがより効果的に行えるようになるので、トレーニングを実践しながら第1章から第3章に戻って、体に起こっていることを少しずつ理解してください。

鏡の前で体をさすってもリンパは流れにくい

血管は全身に約10万キロメートル、リンパ管はその2倍の長さがあるといわれています。膨大な長さがあるのに、「**リンパは血管と違い、リンパ液を全身に送り出す心臓のようなポンプがありません**」。その代わり、筋肉や関節がポンプの役割を果たします。

さて、プロによるリンパマッサージなら、リンパを的確に捉えてリンパ液を流すことができます。しかしセルフケアで行うには技術的にも限界があります。

「**セルフケアでリンパの流れを促すには、ポンプの役割をする筋肉や関節を動かすことが有効**」なのです。一般的なリンパマッサージのセルフケアは、鏡の前でジッとしたまま手のひらでリンパを流します。体を動かさないで手のひらだけで流そうとしても、なかなか流れていることを実感できません。すぐに効果が出ないので、ついつい力んでしまい肩や腕が疲れてしまうこともあります。「**セルフケアでリンパの流れを促すには、ポンプの役割をする筋肉や関節を動かすことが重要かつ有効**」なのです。

本書でお話しするアスレチックリンパで、セルフケアとして提案しているリンパエクササイズは、リンパを流す際に体を動かしながら流します。「**体を動かすことでリンパの流れがよくなるので、ジッとしたまま流すよりリンパが流れやすくなります**」。

リンパストレッチ効果（リンパ管を伸縮させて、リンパ液の流れを促す）とリンパドレナージュ効果（皮膚の上からリンパ管に直接触れて、リンパ液をリンパ節に向かって誘導する）をあわせてやることで、目的とする部位のリンパが正しい方向に流れやすくなるのです。

全身を流れるリンパ

リンパ管を流れるリンパ（液）は心臓に向かって流れています。体の至るところで不要になった老廃物や蛋白成分、ウイルスなど病原体を回収して、より太いリンパ管へと送られます。その際に、リンパ液はリンパ節で濾過されます。リンパがしっかり流れてリンパ細胞（リンパ球）が元気であれば、病原体はリンパ節で撃退されます。

しかし血流と違ってリンパの流れはとてもゆっくりです。運動による筋肉の伸縮やリンパケアが足りないとリンパ節周辺でリンパ液が渋滞します。

どこか1カ所でリンパ液が滞ると、そこから下流のリンパ液は停滞して流れが止まります。リンパ液が流れず余分な水分が溜まるので、その部位にむくみが生じます。むくみから冷えが生じて、リンパ細胞にも元気がなくなり免疫が下がります。

■ 主要リンパ節とリンパ管 ■

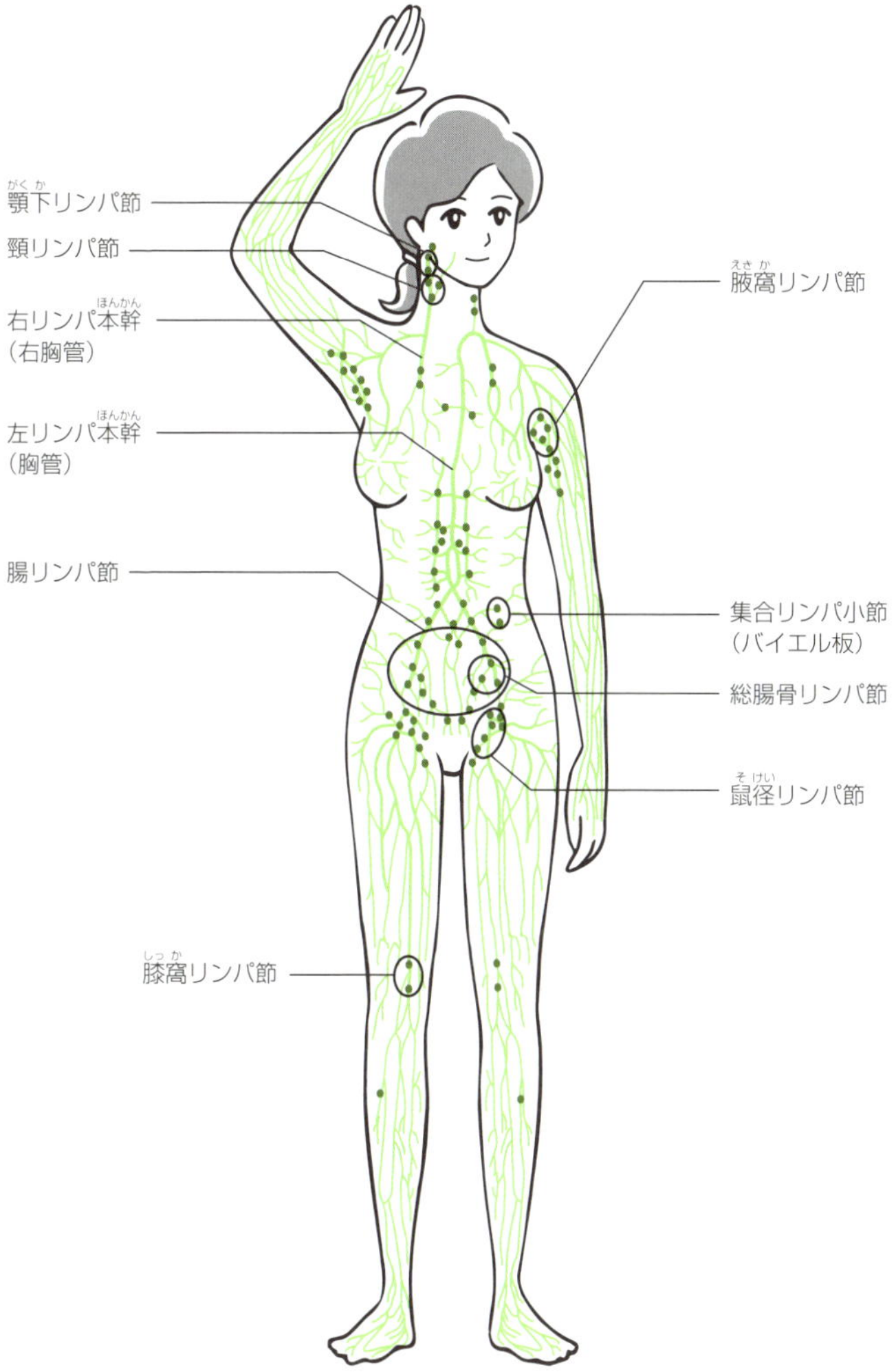
顎下《がくか》リンパ節
頸リンパ節
右リンパ本幹《ほんかん》
（右胸管）
左リンパ本幹《ほんかん》
（胸管）
腸リンパ節
膝窩《しっか》リンパ節
腋窩《えきか》リンパ節
集合リンパ小節
（バイエル板）
総腸骨リンパ節
鼠径《そけい》リンパ節

全身にくまなく張り巡らされている「**リンパ系**」と呼ばれるリンパ液を運搬するネットワークは、免疫系において大きな役割を果たしています。「**リンパ系は、リンパ節、リンパ管、胸管などのリンパ器官なる複雑なシステム**」で、人体を取り巻くさまざまな環境や外敵から体を守ってくれます。「**リンパが滞れば、その防御機能が万全に働かなくなります**」。

アスレチックリンパでは、リンパトレーニングによる筋肉の伸縮やリンパエクササイズによって、体の表面に近いところにある「**表在リンパ管**」から、体の深いところにある「**深部リンパ管**」へとリンパ液を送り込みます。深部リンパ管へと流れ込んだリンパ液は、鎖骨下の左静脈角《じょうみゃくかく》（比較的大きな静脈）へと合流します。

いったん血流に合流すれば、「**リンパ液は血流に乗って心臓に運ばれ、心臓から解毒の臓器へと送り出されて体の外へ排泄されます**」。リンパトレーニングやリンパエクササイズでリンパの流れを促すことで、免疫を向上して体の奥からデトックス（毒素排泄）することができます。

■ 主要リンパ節で治る不調 ■

主要リンパ節	治る不調
頸部《けいぶ》リンパ節	頭痛・首の痛み・肩こり・めまい・耳鳴り・不眠・自律神経失調症・眼精疲労・鼻炎・歯周病・喉の痛み・白内障・花粉症・ほうれい線・顔のむくみ・額のシワ・首のシワ
鎖骨下《さこつした》リンパ	首の痛み・肩こり・四十肩・五十肩・胸の痛み・不眠・鼻炎・歯周病・喉の痛み・喘息・アレルギー・アトピー・ほうれい線・顔のむくみ・額のシワ・首のシワ・手の冷え
腋窩《えきか》リンパ節	首の痛み・肩こり・四十肩・五十肩・背中の痛み・胸の痛み・手の冷え・腕の痛み・二の腕のたるみ・肘の痛み・手首の痛み・手指のむくみ
腹部《ふくぶ》リンパ節	頭痛・首の痛み・肩こり・背中の痛み・胸の痛み・腰痛・股関節痛・生理痛・更年期障害・消化不良・食欲不振・高血圧症・低血圧症・不眠・自律神経失調症・便秘・不妊症・子宮筋腫・喘息・アレルギー・アトピー・糖尿病・頻尿・ほうれい線・顔のむくみ・額のシワ・首のシワ・精力減退・手の冷え・足の冷え・まだら冷え
鼠蹊部《そけいぶ》リンパ節	腰痛・股関節痛・膝の痛み・生理痛・更年期障害・便秘・不妊症・子宮筋腫・頻尿・精力減退・足の冷え・まだら冷え

セルフケアは体を動かしながら（エクササイズ）流すと効果がアップ！

体にはリンパが合流する個所（主要リンパ節）があります。「**主要リンパ節を意識してエクササイズすることで、効果は倍増**」します。

リンパ節は人体のゴミ箱です。「**リンパで回収された老廃物など不必要なものがリンパ節で解毒されて体の外へ排泄される**」のです。

主要なリンパ節は鎖骨下、腋の下、腹部、鼠径部にあります。また関節付近にはリンパ節が集中しているので、「**関節を大きく動かすことで大小さまざまなリンパ節を刺激することができます**」。

主要リンパ節のエクササイズのポイントと効果を押さえておきましょう。

鎖骨下リンパ節（デコルテ）

刺激するにはエクササイズで鎖骨の動きを意識してください。首のコリやシワ、顔や頭部に関する不調にアプローチできます。

腋の下にある腋窩リンパ節（ワキの下）

肩甲骨と腕の骨（上腕骨）を意識してください。腋窩リンパ節は肩こりや肩甲骨の痛み、腕のむくみにもアプローチできます。

腹部のリンパ節（お腹）

背骨と骨盤の動きを意識してください。便秘や生理痛、食欲不振、脂肪燃焼など臓器の不調に広くアプローチできます。

鼠径部リンパ節（太もものつけ根）

股関節を意識してください。婦人科系の不調、脚のむくみ、冷え症、精力減退といった多様な不調にアプローチできます。

● 「主要リンパ節で治る不調」の一覧は25頁を参照してください。

「食＋運動＋リンパ」アスレチックリンパで最速の体質改善

体質改善も肉体改造もアンチエイジングも、結果を出すには「食・運動・リンパケア」の３つの要素を意識することが大切です。

３つの要素のどれかひとつが欠けても、どこかに不調が生じ、結果に結びつきません。３つのうちひとつの要素だけを徹底的に実践してもどこかで行き詰まるでしょう。逆に３つの要素を少しずつ実践すれば、ひとつだけ実践するよりも大きな効果が得られます。それぞれを少しずつでいいのです。食の管理と適度な運動、定期的なリンパケアを無理のこない程度に日々少しずつ実践することが、痛みと不調改善のための１番の早道です。

本書でお話しするアスレチックリンパは、次の２つを日々実践します。

❶ リンパをストレッチする「リンパトレーニング」
❷ リンパを効率よく流す「リンパエクササイズ」

リンパトレーニングでは主要リンパ節をストレッチして、骨格筋を強化します。

「リンパ節は体のゴミ箱」です。**「リンパ節が詰まると体の中のゴミが体の外へ排泄されません」**。**「リンパトレーニングを行うことでリンパ節をポンプのように動かし、リンパの流れを促す」**ことができます。

また**「リンパエクササイズで体を動かしながらリンパを流すことで、リンパをストレッチしながら流す」**ことができます。じっとしたままリンパを流すよりも効果的にリンパの流れを促すことができます。

「運動」×「リンパ」がアスレチックリンパの基本です。

運動とリンパを流すことを組みあわせることで、効果は飛躍的に倍増します。毎日5～10分前後のアスレチックリンパに加え、少しでも食事をコントロールする意識を持てば、最速で体質改善し、痛みが緩和し、不調が改善していくようになります。

とにかく最速にこだわるならプロのリンパケアを受けることも大切

最速の体質改善にこだわるなら定期的にプロのリンパケアを受けることも大切です。

プロのリンパマッサージケアを受けたいけれど、どこに行っていいかわからないという質問をよく受けます。ちまたにあふれかえるマッサージ店、エステサロンから自分にあったセラピストを見つけ出すのは至難の技です。

そこでプロの目から見た、いいセラピストを選ぶポイントを紹介します。私は自分自身が他人の施術を受ける場合、消去法で選びます。まず「**体幹のしっかりしていないセラピスト**」は外します。「**姿勢が悪かったり、歩き方に癖があったり、どこかアンバランスな体型をしているセラピストは手技が安定しないので、施術効果は半減**」します。

次に「**腕の力だけで施術するセラピスト**」を外します。このタイプのセラピストの手技は、体の深い部分に届きません。「**浅く入れて深く浸透させるのが本当の技術**」なのですが、深く入れようと最初から力んでしまうので、体の浅い部分に強くあたり、揉まれている側の体が緊張してしまいます。施術を受ける側の体が緊張していることで、深いところに届かなくなってしまうのです。ファーストタッチが雑で、力任せにくるセラピストは要注意です。

最後に、体全体をバランスよくケアしてくれるかがポイントです。「**体の一部しか触れないセラピスト**」は外します。問題解決能力が低く、効果が長続きしません。足つぼやリフレクソロジーと違い、「**リンパケアの場合、体全体をバランスよくケアできるセラピストを選ぶことが大切**」です。

根本的な体質改善をするなら、アスレチックリンパでセルフケアをしながら、月に1回ぐらいはプロの手でフルメンテナンスしてもらいましょう。

いいセラピストは消去法で選ぶ

1. 姿勢が悪かったり、歩き方に癖があったり、どこかアンバランスな体型をしているセラピストは、手技が安定しないので外す。
2. 体の一部しか触れないセラピストは、外す。

リンパケアは性別年齢を問わず、美容にとても効果がある

- リンパを流すと肌が白くなり、むくみも取れて、各部位がサイズダウンする
- 老廃物が除去されて、濁った血液がサラサラになるので肌が透きとおる
- むくんだ重みで、垂れていた皮膚がもとの位置に戻ってリフトアップする
- 顔や首、わき、足腰周りなど、溜まっていたリンパ液が流れ、体がほっそり

リンパが滞っている人は、リンパを流すと明らかに外見が美しくなります。さらにホルモンバランスが整い、身も心もスッキリします。瞳もキラキラと輝きを増します。体の中からキレイにすることによって健康が維持され、内側から美しさが増します。**「外から何を入れようが体の中がキレイでなければ効果は半減」**します。

第1章

リンパが滞る理由と流れるしくみ

リンパが滞る原因は冷えとストレス！

現代社会は体にとって毒性のあるもので溢れかえっていて、普通に生活しているだけでも、実は体に多大なストレスがかかっています。そこに、職場や家庭の心理的ストレス、運動不足といった要因が加わることで、毛細リンパ管が収縮してしまいます。

「冷えやストレスで毛細リンパ管が収縮すると、リンパ管を流れるリンパ液が停滞するので、さらなる冷えが生じるという悪循環が起こります」。

「体温が1℃低下すると免疫力が30%低下する」といわれています。冷えが体に与える影響は深刻なのです。

「リンパが滞る原因は、冷えとストレス」です。現在、体がまだらに冷える**「まだら冷え」**を抱える人が激増しています。体がまだらに冷えることで、痛みや不調が引き起こされます。痛みや不調はまだら冷えが原因で悪化していることも多いのです。**「まだら冷**

えの改善にはリンパケアが必要」です。

体がまだらに冷えるのはリンパが滞っている証拠なのです。体を動かし、リンパを流すことで停滞してしまったリンパ液を動かし、リンパ節へと誘導します。しっかりリンパ節まで誘導できれば、血流にのって体の外に排泄されます。

そのためには、「**筋肉と関節を動かして、リンパ節をしっかりストレッチすること**」です。そうすることで、筋肉と関節がポンプの役割をして、冷えたリンパ液を停滞している部位から押し出します。心とリンパ、心理状態とリンパの流れは密接に関連しています。冷え切ったリンパ液が排泄されることで、ホルモンバランスも変化し、精神的にもスッキリします。

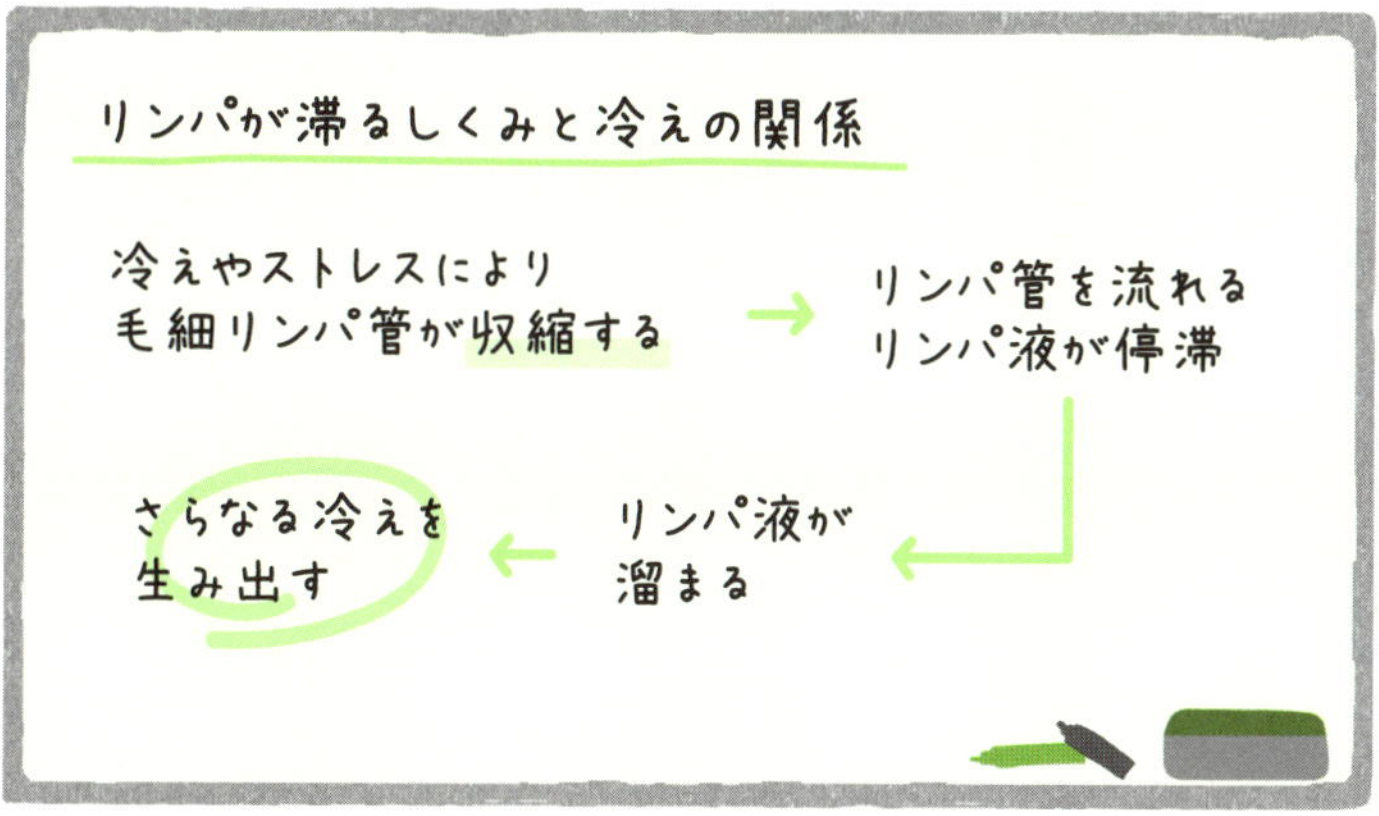

リンパが滞ると怖い理由①
農薬や重金属が体内に蓄積される

リンパの流れが悪いと農薬や重金属が体内に蓄積され、痛みや不調を引き起こします。

農薬が体に溜まるとこんなに怖い

無農薬、有機野菜という言葉をよく聞くようになりましたが、実は、日本は単位面積あたりの農薬使用量が世界でトップクラスです。つまり、「**日本人は世界トップクラスで農薬を食べている国民**」なのです。

日本は海外の国と比べて、高温多湿な気候、栽培作物の種類の多さ、各地の気候にあわせた農法の違いなどの理由から、農薬なしに農業は成り立たないといわれています。そのため、害虫の繁殖を防ぐ殺虫剤、作物の病気などを防ぐ殺菌剤、雑草の繁殖を防ぐ除草剤といった農薬が大量に使用されているのです。

長期間かけて農薬が体に蓄積することで、**「咳、腹痛、下痢、胃の痛み、吐き気、嘔吐、頭痛、めまい、知覚麻痺、運動麻痺、縮瞳《しゅくどう》、散瞳《さんどう》、呼吸困難、意識障害、不整脈、唾液分泌過多、振戦《しんせん》、多汗などの症状が引き起こされる**」可能性があります。

1番の問題は、**「食べてもすぐに不調を引き起こさないから、本人が自覚しにくい」**という点です。農薬の怖さは何となく感じていても、農薬によって長期にわたり臓器が汚染されることの怖さを意識できている人はほとんどいないと思います。20年、30年と長い年月をかけてじわじわとさまざまな慢性的不調やがん、難病を引き起こしたりします。

重金属が体に溜まるとこんなに怖い

また歯の詰め物や魚介類、医薬品、毛染め剤などから体内に蓄積される重金属による臓器汚染も深刻な問題になっています。

体内に蓄積される重金属によって引き起こされる不調や病気は深刻です。消化器、呼吸器、皮膚から体内に吸収されると、その量、種類や結合物質によって、**「肝・腎障害をはじめ、神経障害、造血器障害、消化器障害、呼吸器障害、皮膚障害、骨障害といった、さまざまな障害を引き起こす原因に**」なります。

リンパが滞ると怖い理由❷
有害化学物質、微生物が体内に蓄積される

金属汚染や化学汚染された臓器は免疫が下がり、外来微生物の温床になります。そこから起こる痛みや不調は深刻です。

有害化学物質が体に溜まるとこんなに怖い

日本は食品添加物の使用量も世界トップクラスです。食品添加物は、発ガン性、アレルギー性、遺伝毒性が疑われる有害化学物質です。

食品添加物のほかにも、プラスチックや合成ゴム、合成繊維、合成界面活性剤といった化学物質があります。これらはもともと地球上には存在しなかった石油からつくられた化学物質です。「**戦後急速に増加したがんやアレルギーの大きな原因に**」なっています。

さらに怖いのは、それが母胎から胎児へ、母乳から乳児へと濃縮されて取り込まれる

ことです。生体濃縮されることにより、有害化学物質が濃度を増しながら、世代を超えて胎児や乳児へと取り込まれていく遺伝毒性が問題になっています。子は母親の汚染物質を臍帯血《さいたいけつ》から吸収します。だから、「**母親にとって出産は最高の毒素排泄＝デトックス**」なのです。産後、母親の子宮がキレイになっても、その毒素が産まれてくるわが子に濃縮されて吸収されるとしたら、とても喜べません。子どもたちは、臍帯血や母乳を通して汚染されていることが多いといわれます。「**出産前の女性の体を汚染から守ることは本当に大切**」なのです。

外来微生物が体に繁殖するとこんなに怖い

また私たちの身の回りには、真菌（カビ）、細菌、ウイルス、寄生虫などの微生物が溢れかえっています。私たちは微生物の海にどっぷりと浸かりながら生活しているのです。

これらの外来微生物は、呼吸器、皮膚、消化器などのルートを通して体内に侵入して潜伏しています。日本ではまだまだ認知度が低いですが、怖いのはこれらの「**外来微生物が片頭痛などの慢性的な不調、がん、難病、アレルギー、うつや精神障害の原因になる**」ことです。問題なのは、重金属や有害化学物質による臓器汚染が、外来微生物にとって繁殖しやすい環境をつくり出すことです。「**健常な状態であれば免疫力で外来微生物を駆除することができますが、汚染された臓器は重金属や有害化学物質を排泄できないばかりか外来微生物の温床になりかねない**」のです。臓器の免疫が下がると、普段は小腸に寄生している寄生虫が小腸から血管やリンパ管を通して移動し、肝臓や肺に寄生してがんを発症する原因のひとつになります。

現代の日本では、外来微生物や重金属、有害化学物質が体内に入ってくるのを阻止するのは、かなり難しい環境にあります。だからといって、あまり神経質に消毒を繰り返すのも免疫をかえって下げることになってしまいます。「**潔癖に外来微生物を殺菌除去することよりも、自分自身の免疫力、解毒力を高めることが大切**」です。

全身を駆けめぐるリンパ管にはリンパ節という関所がありますが、そこに免疫細胞が待ち構えていて外来微生物を撃退します。リンパの流れが滞ると免疫細胞の元気がなくなり、外来微生物を撃退できなくなります。「**体内に侵入する外来微生物に対抗するためには、臓器の解毒力を高めるために、しっかりとビタミン、ミネラルを摂って、こまめにリンパケアで毒素を排泄するのが1番の方法**」です。

第2章

リンパを促す3つの要素
［食について］

ストレスと過食が痛みや不調を引き起こす

脳は人体で最も血流を必要とする臓器です。ストレスがかかると脳はより多くの血流を脳に送り込み、多くの栄養が脳で消費されることになります。

現代は、野菜に含まれる栄養価が50年前と比べて格段に減っています。モノによっては3分の1以下に減っています。食べても、食べても、ビタミン、ミネラルといった栄養素を必要なだけ摂取できないため、体は慢性的な栄養不足に陥っています。

そこで、脳は栄養が足りないからドンドン食べるように指示します。「**現代人の過食は慢性的なストレスと栄養不足から引き起こされている**」のです。

栄養が足りないと、解毒機能も低下して、慢性的な不調や病気を引き起こす引き金になります。

食事の質と量のバランスを改善することが、痛みや不調の改善につながります。「**食べ**

すぎも内臓にストレスをかける」ことを覚えておいてください。

たくさん食べるのがストレス発散だという人がいます。よくいわれる「ストレス食い」です。確かに、ドカ食いすると血流が消化系の臓器に集中し、一時的に脳への血流が低下するので、何となくストレスが解消されたように錯覚します。しかし、これではむしろ消化系や解毒系の臓器にさらなるストレスを抱え込むことになってしまいます。

内臓のストレスがおよぼす精神的影響は深刻です。ときにはファスティングなどで、食を断つことも大切です。筋肉は鍛えることができますが、内臓は鍛えることができません。健康状態に留意しながら、「**絶食によって一定期間内臓を完全に休ませることもストレス解消になります**」。

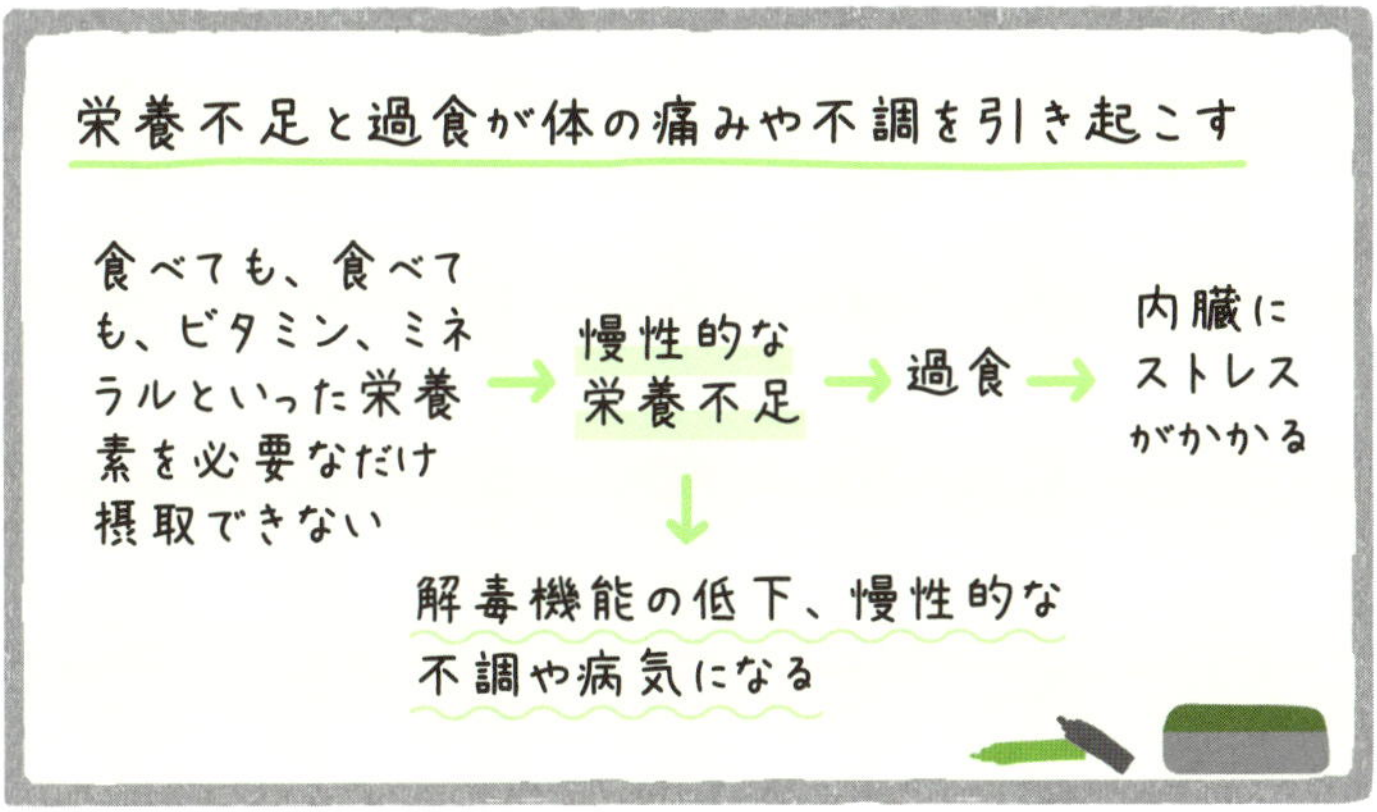

栄養不足と過食が体の痛みや不調を引き起こす
食べても、食べても、ビタミン、ミネラルといった栄養素を必要なだけ摂取できない
慢性的な栄養不足
過食
内臓にストレスがかかる
解毒機能の低下、慢性的な不調や病気になる

栄養を末端まで行き届かすにはリンパしかない

日常生活の中で、必要な栄養素を現代の食生活だけで完全に補うのは、なかなか困難です。

体に不足している栄養素を、サプリメントなどの補助食品で補うことも大切ですが、それ以上に大切なことがあります。どれだけ高価で高品質なサプリメントを摂っても、リンパの流れが滞っていて、栄養が末端の細胞まで行き届かなければ効果は半減します。

慢性的な不調や体質を改善するために、食のコントロールだけでは不完全です。必要な栄養をしっかりと摂って、それを体の末端まで送り込むことが大切です。

「**リンパの流れが滞ると血流も悪くなり、栄養が末端の組織や細胞まで行き届きません**」。食事療法で効果をあげるためには、食とリンパを併せてコントロールすることが重要です。

脳の暴走が体を破壊する

自分にあった食事法を探すうえで、最も重要なことは、自分の体の声に耳を傾けることです。

甘いものや脂っこいものを食べすぎて、胃もたれ・胸やけがするのは、体を無視した食生活を送っている証拠です。脳が欲するものと体が欲しているものは違うことが多いのです。**「脳が欲するままに食生活を送っていたのでは体は壊れます」**。ストレス社会において脳は暴走しやすいのです。

「ストレス食い」という言葉がありますが、**「暴飲暴食でストレスを発散できるのは脳だけ」**です。内臓はストレスで悲鳴をあげています。ストレスを発散させるつもりがかえって体にストレスを溜め込むことになります。

脳の欲求に身を任せずに、体全体を労わる食生活を送ってください。

100人いれば「100通りの食事法」がある

世間では、数多くの体にいい食事法が紹介されていますが、すべての人にあてはまる完全な食事法などどこにもありません。

栄養学は日進月歩です。昨日まで体にいいとされていたものが、今日は体に悪いという説が出てくることも頻繁にあります。この世に完全完璧なものなどどこにもありません。個体差の問題もあるので、**「万人にあう食事法など存在しません」**。

100人いれば100通りの食事法があって然るべきです。菜食があう人もいれば、高タンパク・高脂質の糖質制限食があう人もいるでしょう。まずは、自分にあった食事法を見つけましょう。

ただし、ここで覚えておいてほしいことがあります。実は、**「食事法よりも大切なのは食の質」**だということです。食品添加物を使用しているものや遺伝子組み換え食品などは論外です。食や水の汚染が深刻な今、留意すべきは「**食事法よりも食の安全性**」です。こだわりすぎるとキリがないので、毎日口にする醤油や味噌、漬物のような食材ぐらいは無添加にこだわりましょう。外食などは、食材や添加物は自分でコントロールできないので、こまめにリンパの流れを促してデトックスを心がけましょう。

また、ただひとつの食事法で健康を維持できる人もいれば、そうでない人もいます。季節によって自分にあう食事法が変わる人がいたって不思議ではないですし、運動した日としない日で変えることもいいと思います。極端にいえば、朝・昼・夜で食事法を変えながら調整するのもひとつの方法なのです。1日1食で健康を維持できる人もいれば、少量の栄養をコンスタントに1日6回に分けて摂ることで健康を維持できる人もいます。生活形態によって食事法は変わって当然なのです。

大切なのは、目的は何かということです。ダイエットしたいのか、健康を手に入れたいのか、筋肉をつけたいのか、そのときどきの目的によって食事法は変わります。

自分にあった食事法は、自分でしか見つけられません。日々の体調の変化に敏感になって、自分の体の声に常に耳を傾けてください。そして、基本メニュー（52〜58頁参照）を参考に「**内臓に負担をかけない食生活を意識**」してください。

食べてすぐ動けないなら食べすぎ

食事は1度にたくさんの量を摂らないように気をつけましょう。**「食事のあとに、お腹いっぱいで動けないなら食べすぎ」**です。臓器が悲鳴をあげているのです。**「食べすぎは不調のもと」**です。食べすぎは、消化をしてくれる臓器にも多大なストレスをかけてしまいます。大量の食物を体にいい形で取り込むには、内臓はたくさんのビタミンやミネラルを必要とします。食べすぎで内臓がストレス過多に陥り、食物が上手に活用されないと毒素となって体に残ってしまいます。

「食物をいい形で体に活用するためには、食事の質と量と栄養バランスを整えることが大切」です。いくら食事の質と栄養バランスを整えたとしても、食べすぎてしまったら内臓が疲れてしまい上手に代謝できません。

食べすぎで内臓に負担をかけないように気をつけましょう。

トレーニングのあと、良質なたんぱく質をしっかり摂れるレシピ（1週間分）

私の友人で、絶大なる信頼を置いている管理栄養士の東山幸恵さんがつくってくれた、「**トレーニングのあと、良質なたんぱく質をしっかり摂れるレシピ**」を紹介します（52～58頁参照）。

まず、このレシピのコンセプトを次頁と次々頁にまとめてあるので、よく読んで理解しておいてください。とにかく目的は「**トレーニングのあと、良質なたんぱく質をしっかり摂る**」です。この内容をしっかり盛り込んだリンパマッサージ＆ストレッチ専用レシピになっているので、あなたの日々の食事のレシピにぜひ役立ててください。

レシピといっても1食ではなく、1週間分のレシピを用意したので、組み換えたりアレンジしていろいろと楽しんでみてください。大切なのは、「**どんな栄養をどんな風に摂るか**」です。

トーレーニング後は、良質なたんぱく質をしっかり摂る

◎ 全体的に、たんぱく質が多めのレシピにする

＝

特に良質なアミノ酸組成である動物性たんぱく質（肉、魚、卵）を、毎食、何かしら盛り込む

↓

といって肉ばかりに偏ると、飽和脂肪酸の摂りすぎで、血中コレステロール値が上がる

↓

適宜、魚をレシピに盛り込む

＋

肉類は脂肪の少ない部位（豚・牛のもも肉、鶏の胸・ささみなど）を積極的にレシピに盛り込む

◎ 健康な体をつくるには、筋肉だけでなく、たくましい骨も重要な構成要素

↓

乳製品や小魚などからカルシウム補給をする

↓

カルシウムの吸収を促進するためには、ビタミンDが必要

＝

ビタミンDが豊富なキノコ類（特に舞茸がお勧め）をなるべくレシピに盛り込むようにする

- 糖質を少な目にしているので、エネルギー不足にならないよう、脂肪をしっかり摂る

↓

そうすることで、たんぱく質がエネルギー源として使われずに、筋たんぱくの合成に使われるようになる

- トレーニングを持続するためには、体中に効率よく酸素を運搬することが大切

↓

そのために、酸素の運び屋ヘモグロビンの材料である鉄を意識的に摂るようにする

＝

レバー、小松菜　などをふんだんにレシピに盛り込む

- 野菜は緑黄色野菜と淡色野菜では含まれている栄養が異なる（カロテンの量など）ので、1日の中で緑黄色野菜と淡色野菜をバランスよく摂るようにする

- 飽きないように、バラエティのある（和洋中）レシピにする

■ トレーニングのあと、良質なたんぱく質をしっかり摂れるレシピ

月曜日		
朝食	スクランブルエッグ	卵、パルメザンチーズ、バター、塩こしょう
	ほうれん草と舞茸のソテー	ほうれん草、舞茸、ベーコン、バター、塩こしょう
	ハーブ入り鶏ハム	鶏むね肉、パセリ、オレガノ、バジル、塩、黒こしょう 付けあわせ　トマト
	フランスパン	厚さ1cm、3切れ
	無糖ヨーグルト	
昼食	パワーサラダ・パスタ	ショートパスタ、まぐろ（刺身）、エビ、アボカド、ブロッコリー、赤玉ねぎ、ヤングコーン ソース　しょうゆ、酢、砂糖、生姜、オリーブオイル
	枝豆ポタージュ	枝豆、豆乳、コンソメ、生クリーム
夕食	ゆで豚の香味ソース	豚もも肉、きゅうり ソース　ねぎ、しょうが、にんにく、しょうゆ、黒酢、炒め玉ねぎ
	トマトと卵の炒め物	トマト、卵、きくらげ、塩、丸鶏スープ、胡麻油
	具だくさん中華スープ	豆腐、鶏胸肉、にんじん、しいたけ、丸鶏スープ
	ごはん（茶碗2分の1杯）	

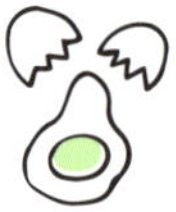

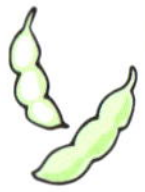

火曜日		
朝食	梅しらす納豆	納豆、しらす干し、梅(ペースト)、大葉
	高菜とささ身の炒めもの	鶏ささ身、ごぼう、高菜、サラダ油、紹興酒《しょうこうしゅ》、しょうゆ
	味噌汁豆腐	もずく、浅葱
	ごはん(茶碗2分の1杯)	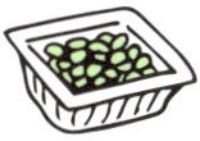
昼食	バリそば海鮮あんかけ 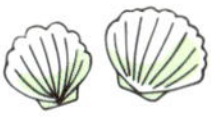	バリそば(かた焼きそば)、いか、えび、ホタテ、うずら卵、青梗菜、にんじん、白菜、鶏がらスープ、オイスターソース、片栗粉
	豚しゃぶの和え物	豚もも薄切り、ピーマン(せん切り)、ポン酢、辛子、糸唐辛子
夕食	サーモンムニエル ハーブとバターのソース	サーモン、小麦粉、バター、ローズマリー、塩、こしょう、レモン
	付けあわせ エリンギとパプリカのソテー	エリンギ、赤パプリカ、パセリ、バター、塩こしょう
	大根のステーキ	大根、コンソメスープ、オリーブオイル、しょうゆ、イタリアンパセリ
	トマトとベーコンのスープ	トマト水煮缶、玉ねぎ、ピーマン、にんじん、ベーコン、オリーブオイル、にんにく、コンソメ、塩こしょう
	ごはん(茶碗2分の1杯)	

水曜日		
朝食	クロック・ムッシュ	食パン(8枚切り)、卵、ハム、グリュイエールチーズ、バター、パセリ
	5種サラダ	サニーレタス、ルッコラ、水菜、サラダほうれん草、赤玉ねぎ、ドレッシング
	キウイフルーツとカッテージチーズのレモン和え	キウイフルーツ、カッテージチーズ、レモン汁、はちみつ少々
	ホットミルク	
昼食	塩だれ焼き鳥丼	鶏もも肉、長ねぎ、塩だれ(鶏がらスープ、にんにく、生姜)、温泉卵、ごはん(丼に軽く)
	ブロッコリーとツナの豆鼓炒め	ブロッコリー、ツナ、ごま油、豆鼓、オイスターソース
	酸辣湯	鶏がらスープ、卵、白髪ねぎ、酢、ラー油
夕食	スープカレー	鶏手羽元、玉ねぎ、なす、かぼちゃ、卵(ゆで卵)、コンソメスープ、市販カレールー(少々)、バター、ガラムマサラ
	アボカドサラダ	アボカド、サラダほうれん草、オリーブ、大豆水煮、マヨネーズ、レモン汁
	ベジピクルス	きゅうり、カリフラワー、ロマネスコ、ピンクペッパー、ピクルス液
	ごはん(茶碗2分の1杯)	

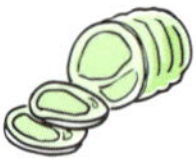

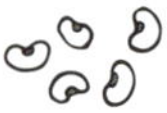

木曜日

朝食	半熟卵	
	ロメインレタスのサラダ	ロメインレタス、ブロッコリー、スモークサーモン、グリエールチーズ、ドレッシング
	クロワッサン1個	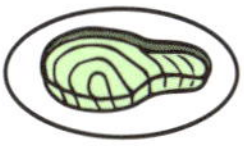
	カフェオレ	
昼食	パワーチヂミ	ニラ(あるいはネギ)、にんじん、キムチ、卵、豚ロース薄切り、ごま油、しょうゆ、XO醤、黒酢 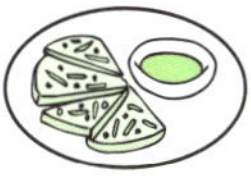
	豆乳ベースのあさりズン豆腐風	あさり、白菜、豆腐、豆乳、練りごま、鶏がらスープ、赤唐辛子
	わかめとザーサイの和え物	わかめ、ザーサイ、ごま油、ポン酢、白髪ねぎ
夕食	まぐろの角切揚げ	まぐろ(赤身)、しょうゆ、酒、みりん少々、小麦粉、キャベツ(せん切り)、ラディッシュ
	小松菜とえのきだけの和え物	小松菜、えのきだけ、だし、しょうゆ、すりごま、くるみ
	豚汁	豚肉、にんじん、こんにゃく、油揚げ、大根、だし、味噌
	ごはん(茶碗2分の1杯)	

金曜日		
朝食	目玉焼き&アスパラガスとベビーコーンのバター炒め	卵、アスパラガス、ベビーコーン、バター、塩こしょう
	鶏レバーとナッツの甘辛煮	鶏レバー、生姜、アーモンド、松の実、しょうゆ、みりん
	味噌汁	あおさ海苔、ねぎ、豆腐、だし、味噌
	ごはん(茶碗2分の1杯)	
昼食	牛肉と香草のサラダ仕立てエスニックそうめん	そうめん、牛もも薄切り、トマト、サニーレタス、鶏がらスープ(冷)、ナンプラー、香草
	海老とパプリカの炒め物	海老、赤パプリカ、黄パプリカ、サラダ油、トマトケチャップ、オイスターソース
夕食	アジの大きなつみれ鍋	アジ(すり身)、水菜、干し椎茸、しらたき、だし、酒、しょうゆ、生姜
	イカときゅうりのコチュジャン和え	イカ、きゅうり、玉ねぎ、コチュジャン、みそ、ごま油
	果物	グレープフルーツ
	ごはん(茶碗2分の1杯)	

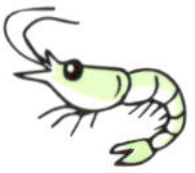

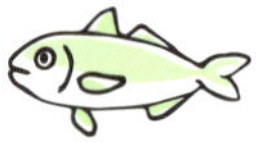

土曜日		
朝食	おから入りケークサレ	小麦粉、おから、玉ねぎ、にんじん、ベーコン、卵、ブロッコリー、豆乳、オリーブオイル、クリームチーズ
	ミニトマトのオリーブオイル漬け	ミニトマト、アンチョビ、オリーブオイル、酢、塩
	無糖ヨーグルト	
昼食	鯛の刺身めし	ごはん、鯛の刺身、大葉、天かす、わさび、だし、しょうゆ
	鶏ささ身のおろし和え	鶏ささ身、大根おろし、オクラ、だし、ポン酢、三つ葉
	とろろ昆布のすまし汁	とろろ昆布、ゆず（かぼす）、だし、しょうゆ
夕食	イタリアン鉄板焼き	牛もも肉、ホタテ、イカ、ピーマン、玉ねぎ、ししとう、まいたけ、エリンギ、アボカド、オリーブオイル、ローズマリー、にんにく、塩、こしょう
	ガーリックポテト	（鉄板焼きのあとに）茹でじゃがいも、スライスにんにく、バター、しょうゆ

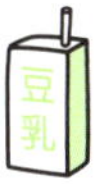

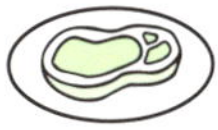

日曜日		
朝食	鯖の塩焼き	塩鯖、大根おろし、ポン酢
	白和え	ほうれん草、人参、豆腐、ねりごま、だし、しょうゆ砂糖少々
	味噌汁	なめこ、かぶ、浅葱、だし、味噌 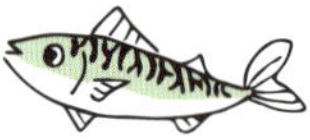
	ごはん(茶碗2分の1杯)	
昼食	ビーフハンバーグサンド 	
	ハンバーグ	牛ひき肉(赤身)、玉ねぎ、ナツメグ
	具材、パン	サニーレタス、薄切り玉ねぎ、トマト、ケチャップ+ウスターソース、食パン8枚切り×2枚
	具だくさんコンソメスープ	玉ねぎ、にんじん、豆類、ブロッコリー
夕食	あんかけチャーハン	チャーハン(軽めのご飯、ハム、ねぎ、塩こしょう)、卵、かに缶、白ねぎ、鶏がらスープ、片栗粉
	棒棒鶏《バンバンジー》	鶏胸肉、なす、きゅうり、生姜、ねぎ、ねりごま、酢、しょうゆ、はちみつ少々
	青梗菜《チンゲンサイ》のスープ	青梗菜、豆腐、えのきだけ、鶏がらスープ、片栗粉

応用編 レシピは基本。そこから自分にあわせて応用する

自分の体調を感じる。体の声に耳を傾けることが大切

私は、このメニューをベースに、そのときどきの体調にあわせながら食事をしています。ここがまた大切なのです。

たとえば、夕食が会食や外食になって、つい食べすぎてしまったり、お酒をたくさん飲んだりした翌朝は、「**朝食を具材なしの味噌汁だけ**」にします。また、今週は忙しくてなかなか思うように運動できなかったなという週は、「**糖質を控えめ**」にしたりします。

もちろんベースは「トレーニングのあと、良質なたんぱく質をしっかり摂れるレシピ」で、それをもとにして、メニューを工夫しています。無理に栄養を摂らなくてはならないのではなく、今の自分の体調と向きあうことがポイントです。

私が最も重要視しているのは、「自分自身の体感」です。体の声を聞くことを常に最優先で考えています。

なるべく食生活に波が出ないように、安定させるために食、運動、リンパを行うのがアスレチックリンパですが、それでも日々の生活の中でストレスを受けたり、外食や宴席が続くと微調整が必要になります。

「体が重たいと感じたら、有酸素系の運動を増やすか、カロリー制限して調整」します。その際もビタミンやミネラルはしっかり摂るように心がけています。

また「内臓が疲れていると感じたら、断食期間を設けて内臓を休ませます」。

それでも疲れが抜けないときはプロの手によるリンパマッサージも受けます。

人間、生きていればいろいろなことが起こります。そのときどきで、食、運動、リンパによるセルフケアを工夫しながら、体調を崩さないようにしましょう。

第3章

リンパを促す3つの要素
［リンパトレーニング］

運動で最も大切なのはリンパをストレッチすること

アスレチックリンパの基本「ピッチアップ法」をマスターしよう

リンパをしっかりストレッチすることを意識すると、ゆっくり丁寧な動作を意識できるようになります。

アスレチックリンパは、トレーニング時にカウント（秒）を数えながら実践します。

たとえば、プッシュアップ（腕立て伏せ）の場合、ひじを曲げて胸を下ろすのに8カウント、ひじを伸ばしてもとの姿勢に戻るのに8カウント数えます。

往復で16カウントを4回、8カウントを4回、4カウント4回、2カウントを4回、4回ごとにピッチを上げて、適度にインターバルを挟みながら計16回を1セットとして行い、各関節にあるリンパ節のポンプ作用を活かしてリンパの流れを促します。

[基本] ピッチアップ法

実践例 プッシュアップをピッチアップ法で行う場合

1 スタート姿勢

肩幅より少し広めに手をつき、お尻より後ろにひざをつく

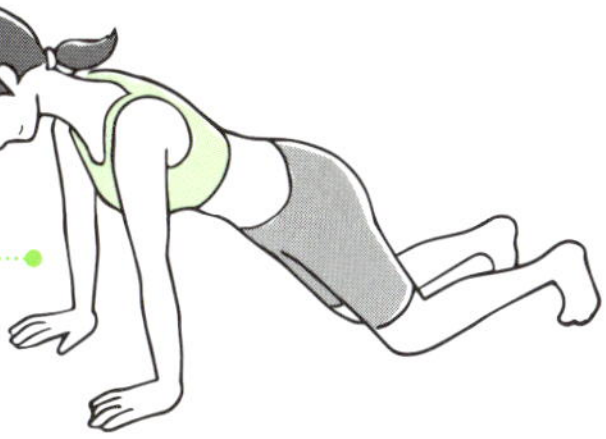

リンパトレーニングは、はじめの4回をゆっくりと行い、十分にリンパをストレッチすることでリンパの流れを促す

2 **ストレッチ感覚を意識して、8カウント数えながらひじを曲げて胸を下ろす**

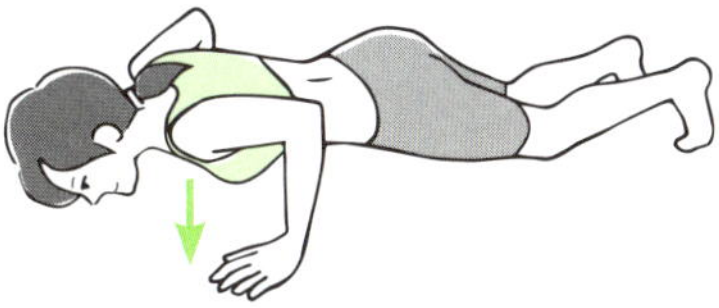

3 **関節がポンプの役割をするのを意識して、8カウント数えながらひじを伸ばしてスタート姿勢に戻る**

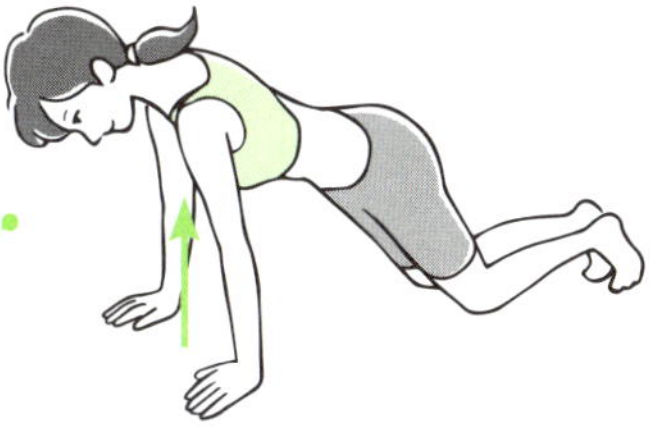

ひじを曲げて胸を下ろすのと同じテンポで、ゆっくりとスタートの姿勢に戻る。4回ごとに倍速でテンポアップしていく

これをアスレチックリンパでは「**ピッチアップ法**」と呼んでいます。まずはアスレチックリンパの基本、「ピッチアップ法」をマスターしてください。

リンパトレーニングは、あなたの好きな音楽にあわせて楽しく実践してみてください。

Point

- 胸を上下するのを16カウントで4回、8カウントで4回、4カウントで4回、2カウントで4回
- 適度にインターバルを挟みながら計16回セットをひとつの目安にする

関節にあるリンパ節がポンプの役割をする

「不調を改善するうえで、特に大切なのはリンパの要となる主要リンパ節を活性化すること」です。

第0章で、リンパ節は体のゴミ箱だとお話ししました。**「リンパ節が詰まると体の中のゴミが体の外へ排泄されません」**。リンパ管は関節の動きにあわせて、ポンプのように収縮させることができます。

「関節をしっかりと動かすことでリンパ節を活性化し、リンパの流れを促すことができます」。

骨格筋の衰えが不調を招く

加齢とともに体重が増加したのに、体を支える骨格筋は衰えて細くなっていきます。そうすると、自分の体重が支えられずにさまざまな痛みや不調(頭痛、首の痛み、肩こり、五十肩、腰痛、坐骨神経痛、ひざの痛みなど)が引き起こされます。

骨格筋が細く衰えることで、関節への負荷も増えます。筋肉で体重を支えられなくなった体は緊張し、内臓も下垂して、至るところで血流やリンパが滞ります。それがコリや痛みを引き起こす原因になったりします。

そういったコリや痛みは、1日5分でもかまわないので、リンパトレーニングをして骨格筋を維持することで解消するようにします。

次項より、各症状別のリンパトレーニングを見ていきます。

■ 各関節を動かすことでポンプの役割を果たす

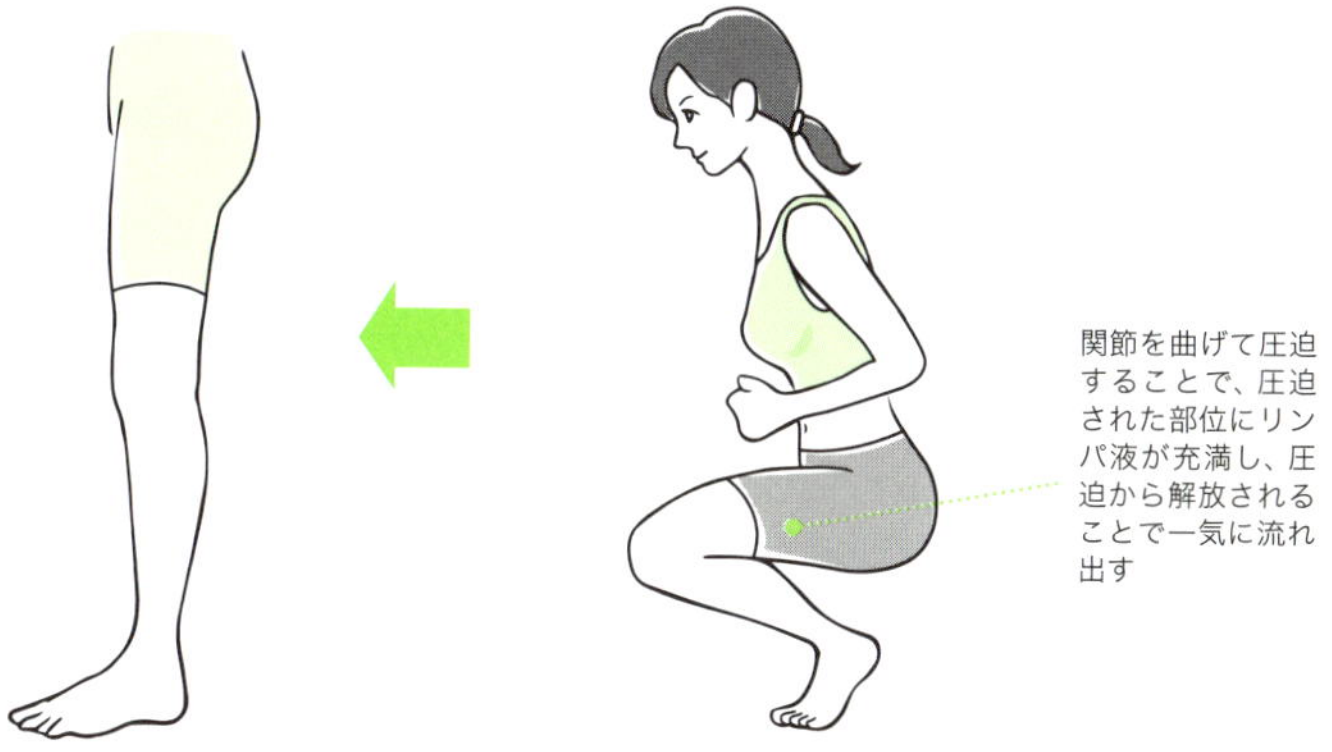
関節を曲げて圧迫することで、圧迫された部位にリンパ液が充満し、圧迫から解放されることで一気に流れ出す

リンパトレーニング ①

ひざつきプッシュアップ

1 手のひらを肩幅の約1.2倍に広げて床に置き、お尻より後ろにひざをつく

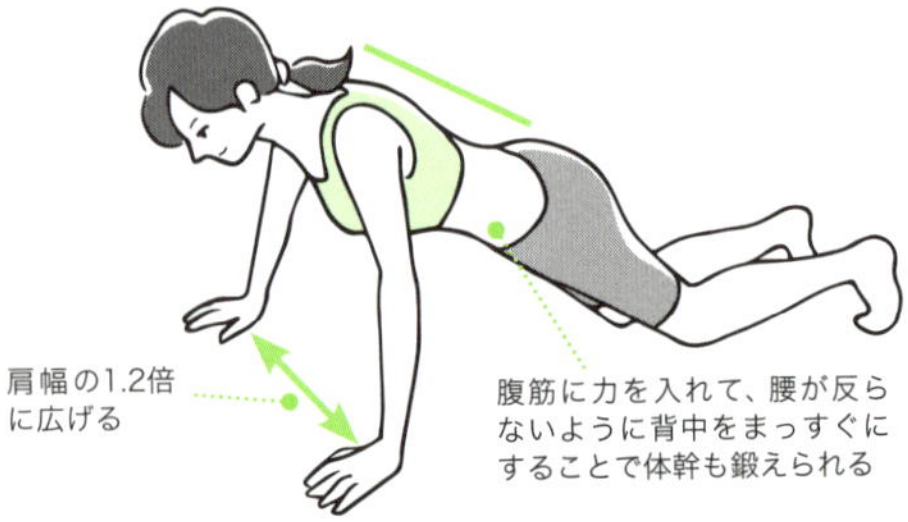

肩幅の1.2倍
に広げる
腹筋に力を入れて、腰が反らないように背中をまっすぐにすることで体幹も鍛えられる

2 そのまま、肩甲骨を寄せながら、肩・腰・かかとが一直線になるようにひじを外側に開き、床につきそうになるまで胸を下ろす

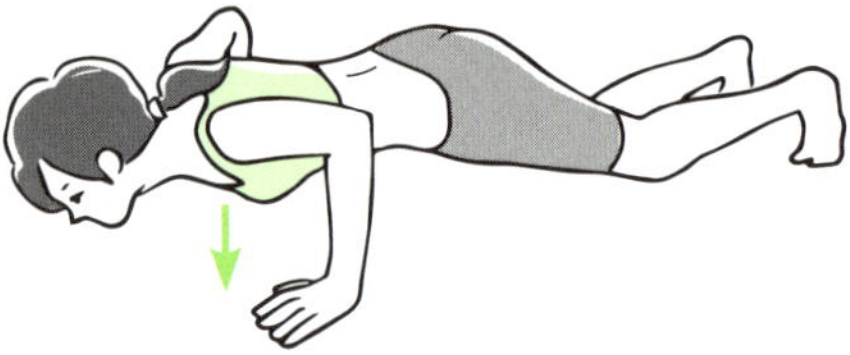

【痛み1】頭痛・首の痛み・目の不調

なぜ頭や首が痛むのか

人間の頭の重さは体重比で8〜13%、体重50キロの人の頭部は約5キロあるといわれています。それだけの重さがあるものを細い首の骨と筋肉で支えているわけですから、首の筋肉には常に大きな負荷がかかっています。

首には何層にも折り重なった大小たくさんの筋肉があります。「**首の筋肉が過緊張状態に陥ると、頸部のリンパが詰まってしまいます**」。そ

3
**ひじを伸ばして
もとの体勢に戻る**

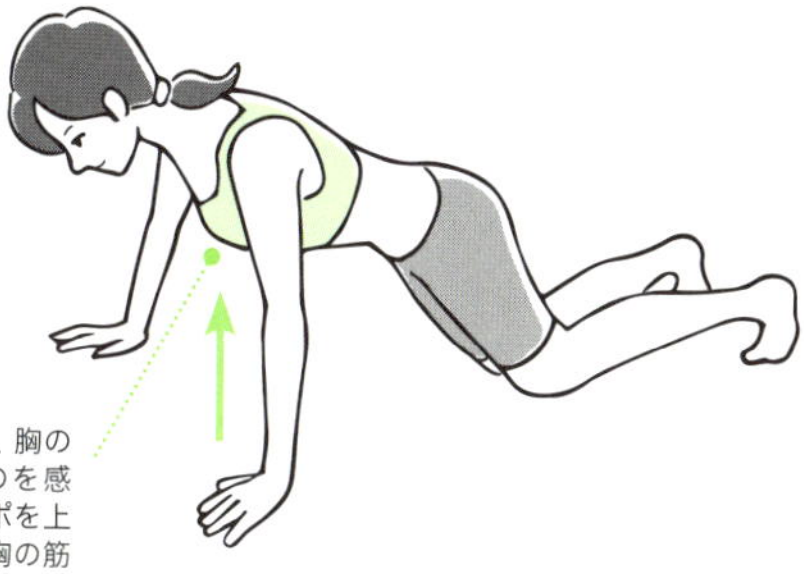

ひじを伸ばすときに、胸の筋肉が動いているのを感じながら行う。テンポを上げていっても、常に胸の筋肉の動きを意識する

Point

● 回数

適度にインターバルを挟みながら、ピッチアップ法で16回

● Power up ！

床にひざをつかずに伸ばしたまま行うと、より負荷がかかる

● Easy ！

腕の筋力がきついと感じたら、ひざを直角に曲げて、四つん這いの姿勢ではじめると腕の負担が減る

対処法

首の周りのリンパ節を活性化し、骨格筋を強化することで、頭部のリンパの流れを促し、不調を解消します。

■活性させるリンパ節

鎖骨下リンパ節・腋窩リンパ節

■こんな不調にも

頭痛・首の痛み・肩こり・四十肩・五十肩・めまい・耳鳴り・眼精疲労・顔のむくみ

れが原因で首の痛みや頭痛を引き起こします。**「脳への血流も阻害されるので、頭がボーッとしたり、疲れ目や目のかすみといった目の不調を引き起こす原因」**にもなります。

上半身のリンパは横隔膜から上にあります。腕、鎖骨、肩甲骨を動かすことでリンパ節が刺激されます。

また、大胸筋など胸の筋肉をしっかり動かすことで鎖骨が動くので、鎖骨から上のリンパの流れと血流がよくなります。

鎖骨周りにある頭部を支える筋肉も強化されて首のリンパが滞りにくくなるので、頭痛や首の痛み、目の不調にもおすすめです。

リンパトレーニング ②

ショルダープッシュアップ

〔痛み2〕 肩こり

1 ひざつきプッシュアップ(66頁参照)の姿勢で、手を肩より上に上げて床に置き、あごを引いてひじを伸ばす

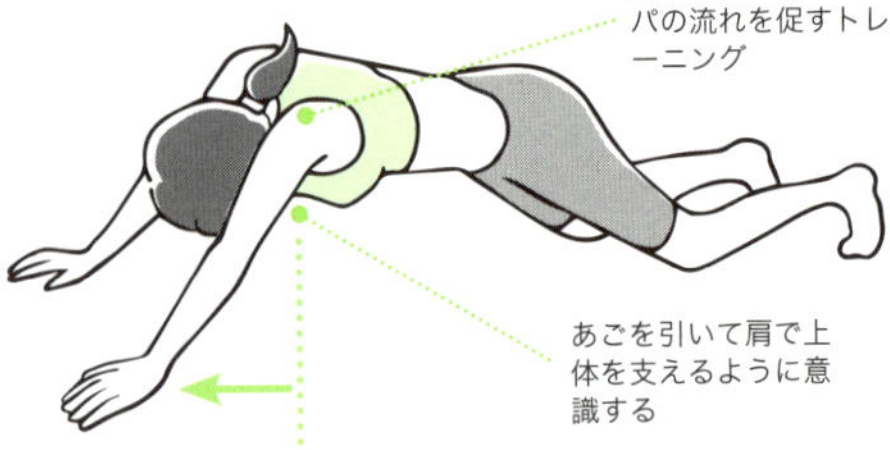
主に、肩・首のリンパの流れを促すトレーニング
あごを引いて肩で上体を支えるように意識する

2 鼻がつく寸前までひじを外側に向けて曲げる

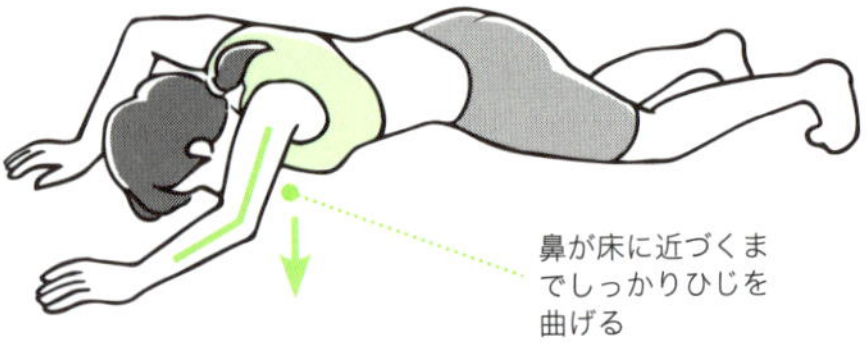
鼻が床に近づくまでしっかりひじを曲げる

肩こりは大きく分けて2種類ある

- 重い荷物を持って肩が凝った「急性の肩こり」
- 何年も続く「慢性的な肩こり」

急激な肩の筋肉の疲労による肩こりは、回復も早いです。

しかし慢性的な肩こりの場合は、一時的に症状を軽くさせることはできますが、しっかり原因を見定めてケアしないと定期的に再発してしまいます。

3

ひじを伸ばして
スタート姿勢に戻る

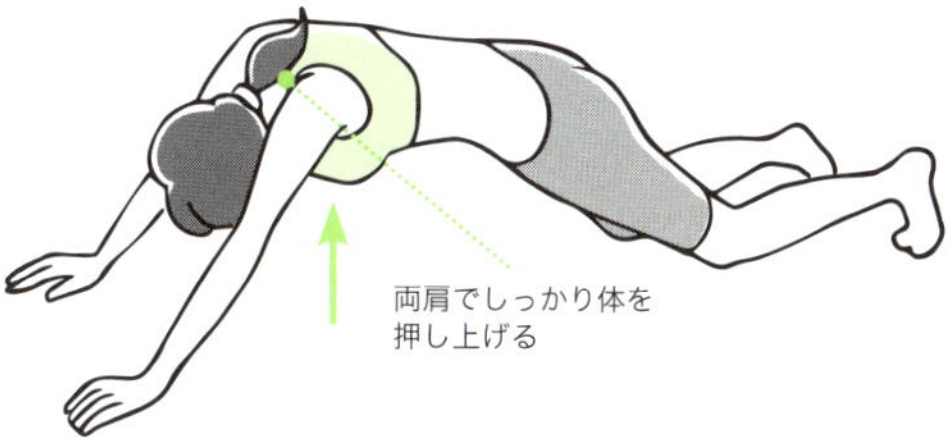

Point

●回数

適度にインターバルを挟みながら、ピッチアップ法で16回

●Power up！

床にひざをつかずにひざを伸ばし、腰をつき上げた状態で行うと、より負荷がかかる

●Easy！

腕の筋力がきついと感じたら、ひざを直角に曲げて、四つん這いの姿勢ではじめると腕の負担が減る

対処法

肩と肩甲骨周りのリンパ節を活性化し、肩と首周りの骨格筋を強化することで、肩こりなどの不調を解消します。

活性させるリンパ節

頸部リンパ節・鎖骨下リンパ節・腋窩リンパ節

こんな不調にも

頭痛・首の痛み・肩こり・めまい・耳鳴り・不眠・自律神経失調症・眼精疲労・鼻炎・手の冷え

慢性的な肩こりも2種類ある

さらに、慢性的な肩こりは次の2種類に分けられます。

● 姿勢が悪くて肩こりになる
● ストレスから肩こりになる

姿勢の悪さが原因の肩こり

慢性的な肩こりでも姿勢から発症している肩こりの場合、姿勢を矯正すれば改善します。

「姿勢を矯正するにはリンパトレーニングでリンパ節を活性化し、骨格筋を強化することで早期に改善」していきます。

リンパトレーニング ③

パームプル

1

立ったまま両手の指を引っ掛ける（座ったままでもかまわない）

特に背中の上部と肩甲骨のリンパにアプローチするトレーニング
両指をしっかりとフックする
背中の力で両腕を引きあう

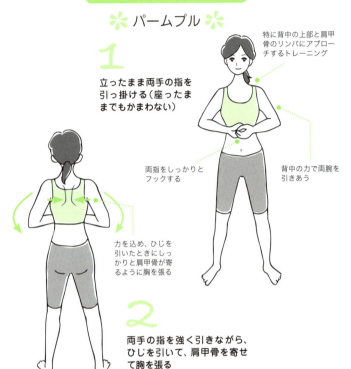

力を込め、ひじを引いたときにしっかりと肩甲骨が寄るように胸を張る

2

両手の指を強く引きながら、ひじを引いて、肩甲骨を寄せて胸を張る

ストレスが原因の肩こり

肩こりの原因がストレス性のものだと、少々厄介です。慢性的なストレスの場合、職場や家庭における継続的なストレスが原因だとなかなか本人だけでは解決できないこともあります。

また、過去のショックイベント（瞬時に強烈なストレスがかかった経験）がトラウマとなって、筋肉に記憶されて引き起こされているとするとさらに根が深いです。

心と体は密接につながっています。心もリンパと同じで滞りやすく、老廃物（ストレスやトラウマ）や毒素（嫉妬・執着・邪念）は心に溜まり

3 背中の力を少しゆるめて肩甲骨を戻し、スタート姿勢に戻る

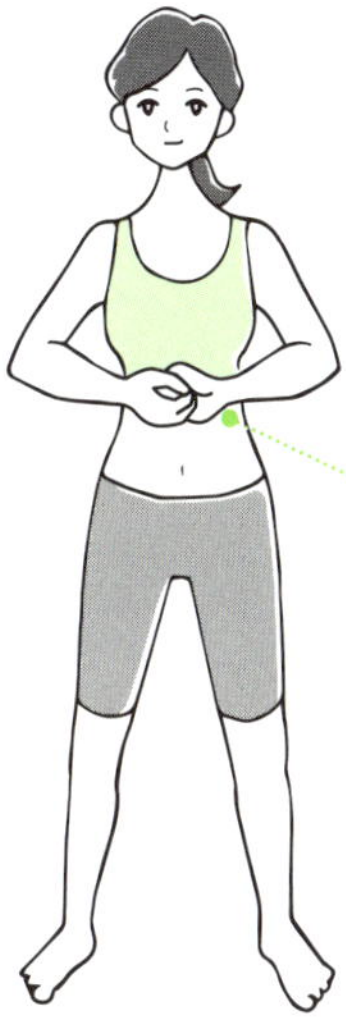

対処法

手の組み方

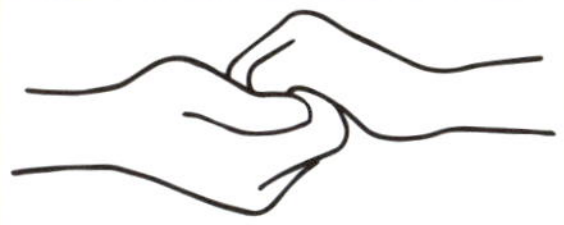

Point

●回数

適度にインターバルを挟みながら、ピッチアップ法で左右16回

対処法

肩甲骨周りのリンパ節を刺激し、肩甲骨周りの骨格筋を強化することで、ねこ背を正して肩こりを解消します。

■活性させるリンパ節

鎖骨下リンパ節・腋窩リンパ節

■こんな不調にも

頭痛・肩こり・四十肩・五十肩・背中の痛み・胸の痛み・美白・めまい・耳鳴り・高血圧症・低血圧症・不眠・自律神経失調症・アレルギー・花粉症・アトピー・薄毛・手の冷え・緊張・イライラ・不安

やすいのです。時間をかけて凝り固まったものは時間をかけてゆっくりと解いていくしかありません。メンタルへのアプローチもフィジカルから行うのが効果的です。

「**意識的に心の状態を変えるのは難しくても、体の状態を変えることでおのずと心の状態は変わっていきます**」。

健常な体には健常な心が宿ります。アスレチックリンパで日々、心のリンパを流すことで心因性の肩こりも解消していきます。

リンパトレーニングで適度に肉体を刺激して、心と体のバランスをいい状態に保つと、ホルモンバランスも整い、心が軽くなります。

リンパトレーニング ❹

ワイドプッシュアップ

1

ひざつきプッシュアップ（66頁参照）の姿勢で手を肩幅の２倍に広げて床に置く

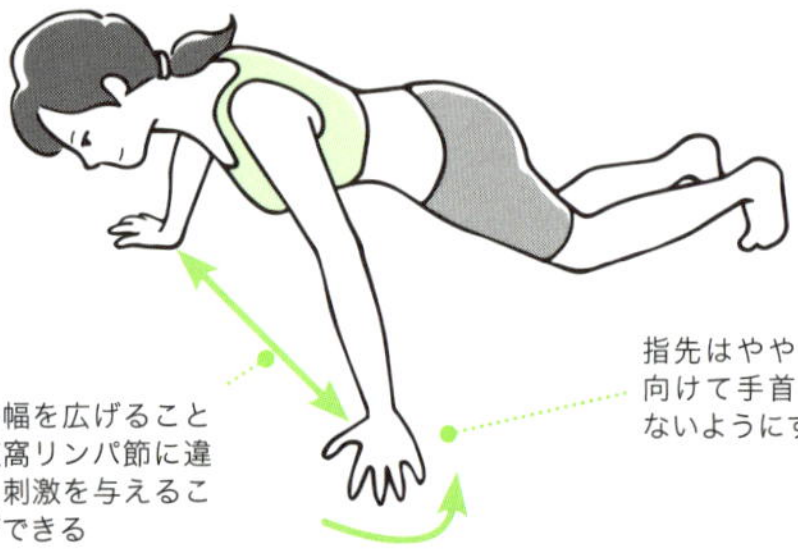
手の幅を広げることで腋窩リンパ節に違った刺激を与えることができる
指先はやや外側に向けて手首を痛めないようにする

2

そのまま肩甲骨を寄せて、胸がつく寸前までひじを外側に向けて曲げる

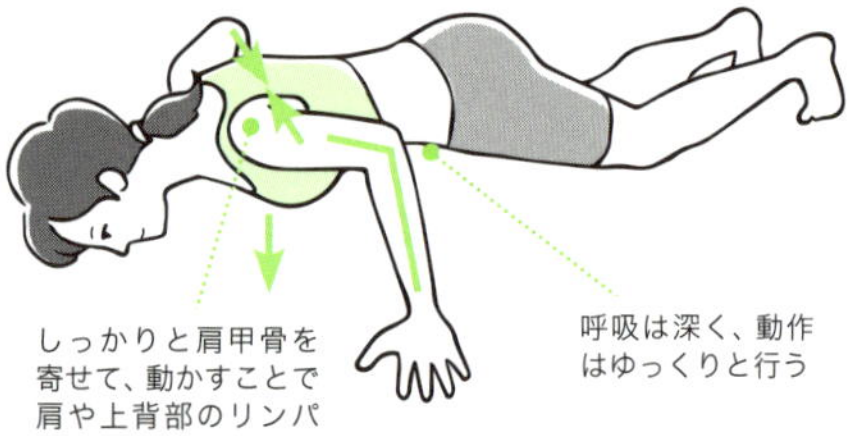
しっかりと肩甲骨を寄せて、動かすことで肩や上背部のリンパの流れが促される
呼吸は深く、動作はゆっくりと行う

3

ひじを伸ばしてスタート姿勢に戻る

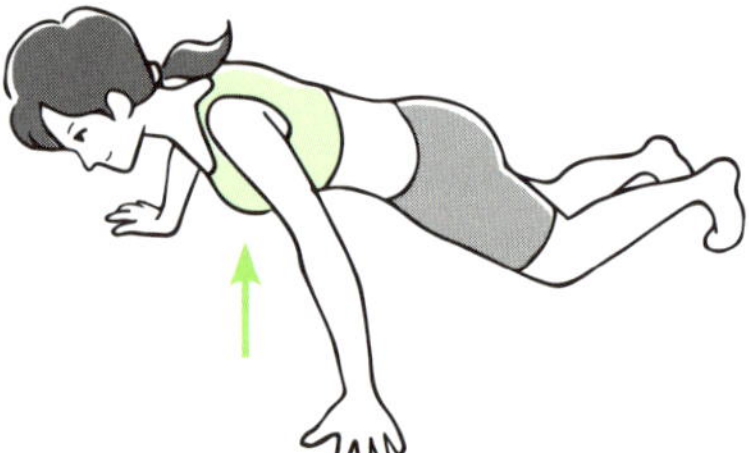

Point

●回数
適度にインターバルを挟みながら、ピッチアップ法で左右16回

●Power up！
床にひざをつかずに伸ばしたまま行うと、より負荷がかかる

●Easy！
腕の筋力がきついと感じたら、ひざを直角に曲げて、四つん這いの姿勢ではじめると腕の負担が減る

対処法

手の幅を広げることで胸が広がり、脇の下のリンパ節が刺激され、上半身のリンパの流れが促されます。

■活性させるリンパ節

鎖骨下リンパ節・腋窩リンパ節

■こんな不調にも

四十肩・五十肩・背中の痛み・胸の痛み・喉の痛み・喘息

リンパトレーニング ⑤

チェストアップ

1

仰向けに寝てひじを曲げ、両ひじをバストトップの位置に置く

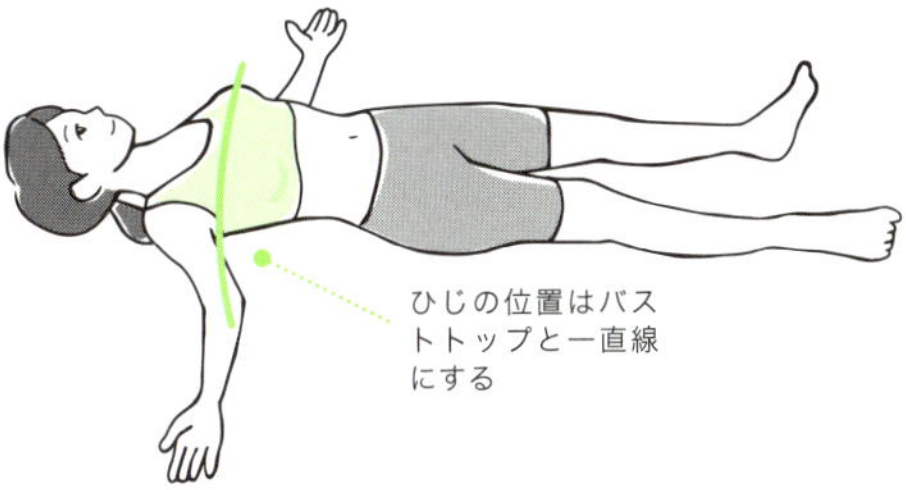
ひじの位置はバストトップと一直線にする

2

そのままひじで床を押しながら肩甲骨を寄せて胸骨を上げる

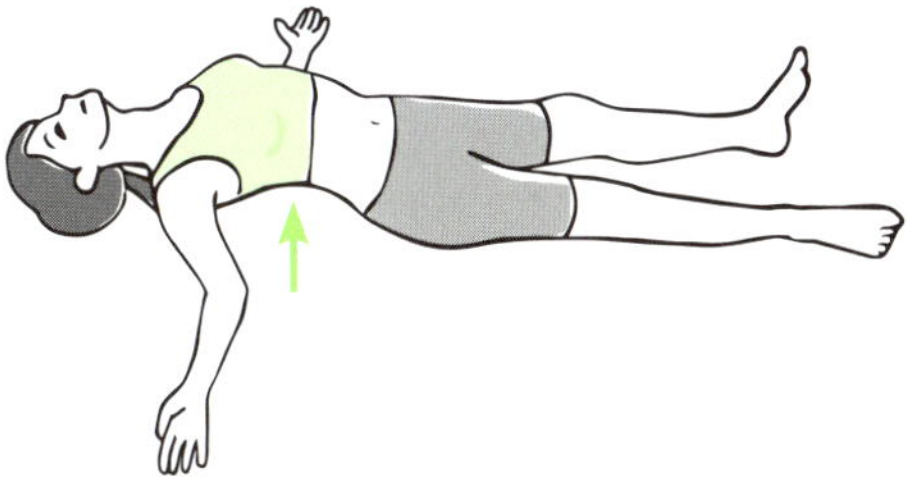

3

スタート姿勢に戻るが、床に完全に背中をつけずに続ける。

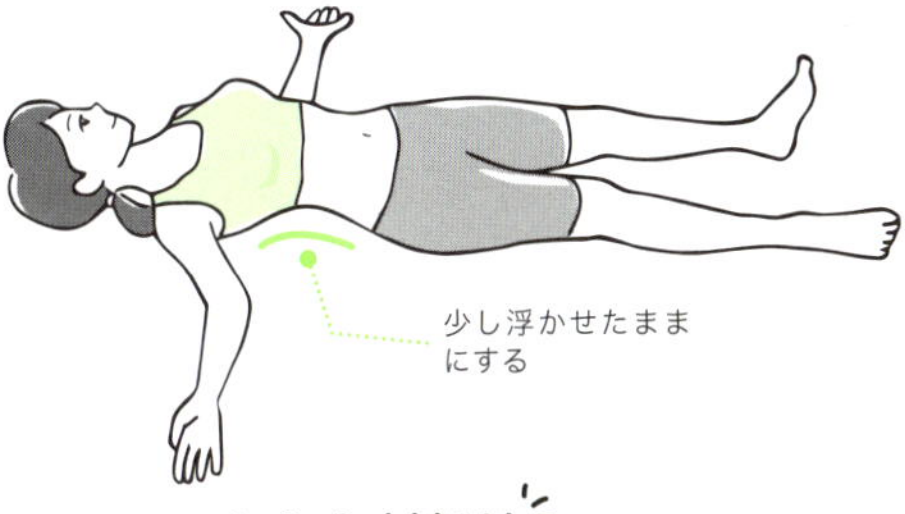
少し浮かせたままにする

Point

● 回数
適度にインターバルを挟みながら、ピッチアップ法で16回

● Power up！
2の姿勢で静止して、8カウントキープすると強度が上がる

⇨⇨⇨ 対処法

肩甲骨を寄せることで背中上部と肩甲骨周りのリンパを刺激します。背中の筋肉が強化され肩の血流が促せます。

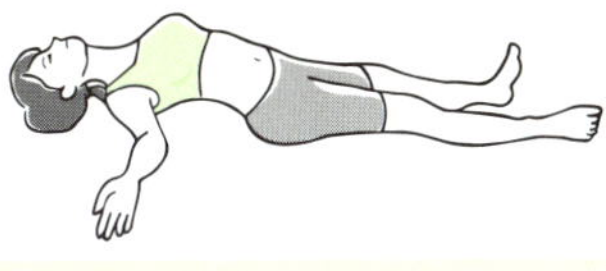

リンパトレーニング 6

ストレートアームプッシュアップ

1 ひざつきプッシュアップ（66頁参照）の姿勢でひじを伸ばしたまま手を床に置く

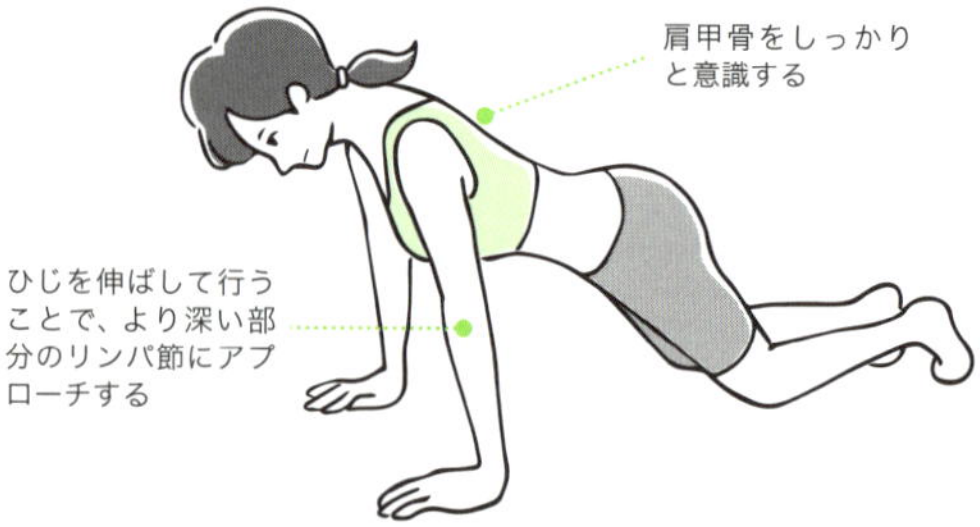
肩甲骨をしっかりと意識する
ひじを伸ばして行うことで、より深い部分のリンパ節にアプローチする

2 ひじを伸ばしたまま肩甲骨を寄せて、胸を下げる

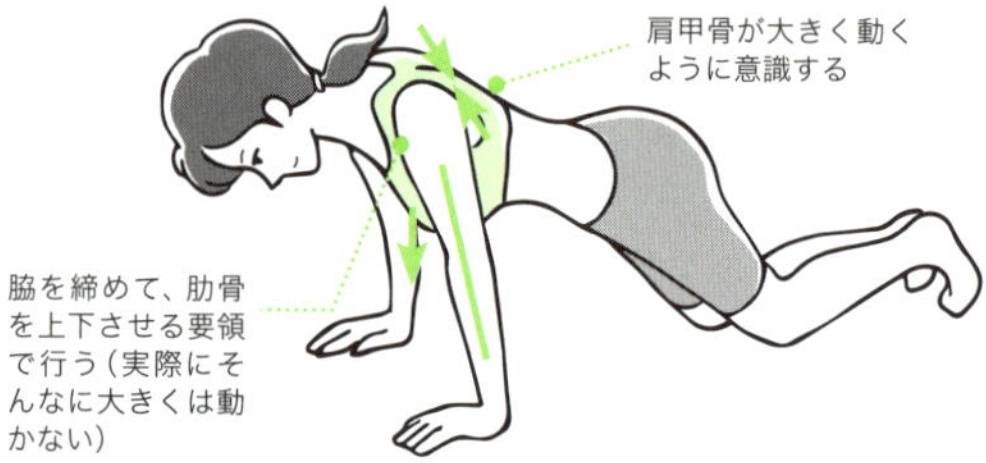
肩甲骨が大きく動くように意識する
脇を締めて、肋骨を上下させる要領で行う（実際にそんなに大きくは動かない）

［痛み3］ 胸の痛み・背中の痛み

肩甲骨を動かし上半身のリンパを活性させる

肋骨や肩甲骨周りにもリンパ節と小さな筋肉がたくさんあります。スポーツをしている人以外はあまり刺激することのできない部位です。しっかり肋骨を広げて**「肩甲骨を開け閉めすることでリンパ節や小さな筋肉に加え、心臓や肺にもアプローチ」**できます。ただし、心臓や肺に疾患を持っている人は医師の判断にしたがってください。

腕や胸の筋力が弱く、プッシュア

3

ひじを伸ばしまま、
スタート姿勢に戻る

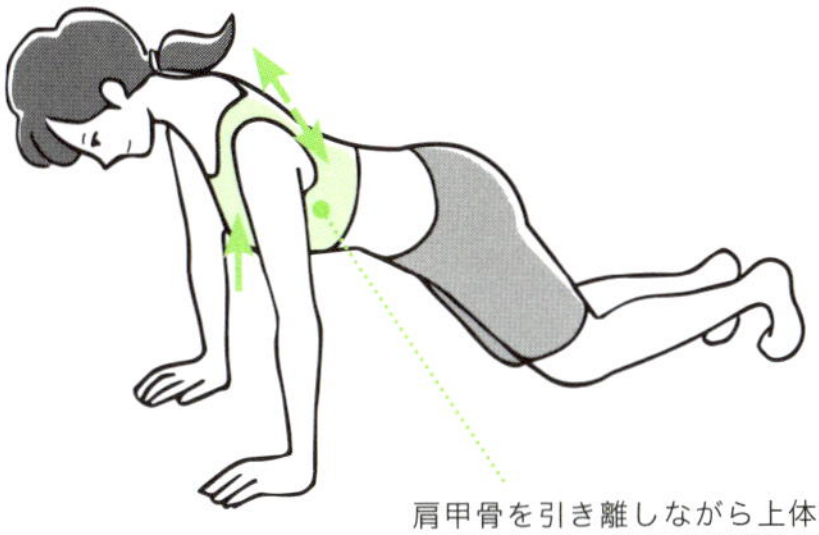

肩甲骨を引き離しながら上体を上げるときに、脇の下を締めることで肋骨周りの小さな筋肉も動かすことができる

Point

● 回数

適度にインターバルを挟みながら、ピッチアップ法で左右16回

● Power up！

床にひざをつかずに伸ばしたまま行うと、より負荷がかかる

対処法

ひじ伸ばしたまま肩甲骨を動かして、肋骨を上下させることで背中のリンパや筋肉もストレッチされます。

活性させるリンパ節

鎖骨下リンパ節・腋窩リンパ節

こんな不調にも

肩こり・四十肩・五十肩・背中の痛み・胸の痛み・首のシワ・手の冷え・バストアップ

ップ系のリンパトレーニングが苦手な人にもお勧めです。プッシュアップ系が苦手な人は腕と胸の筋肉を鍛える前に、肋骨や肩甲骨周りの小さな筋肉を強化してから、徐々にプッシュアップにトライしましょう。

さまざまな症状にアプローチできます。

肩こりの人は肋骨と肩甲骨の動きに加え、肩の筋肉（僧帽筋）の動きも意識し、四十肩・五十肩の人は肩関節周りの筋肉の動きも意識します。首のシワが気になる人は肋骨と肩甲骨の動きに加え、鎖骨の動きも意識し、手の冷えがある人は肩甲骨を開き肋骨を上げるときに脇を引き締めるように意識してください。

リンパトレーニング ⑦

バックエクステンション

1

うつ伏せに寝る

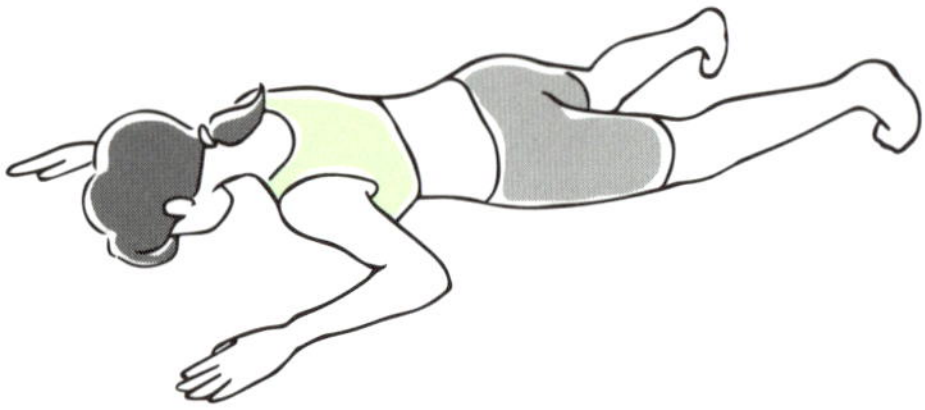

2

反動をつけずに両手両足を同時に上げて、体を反らす

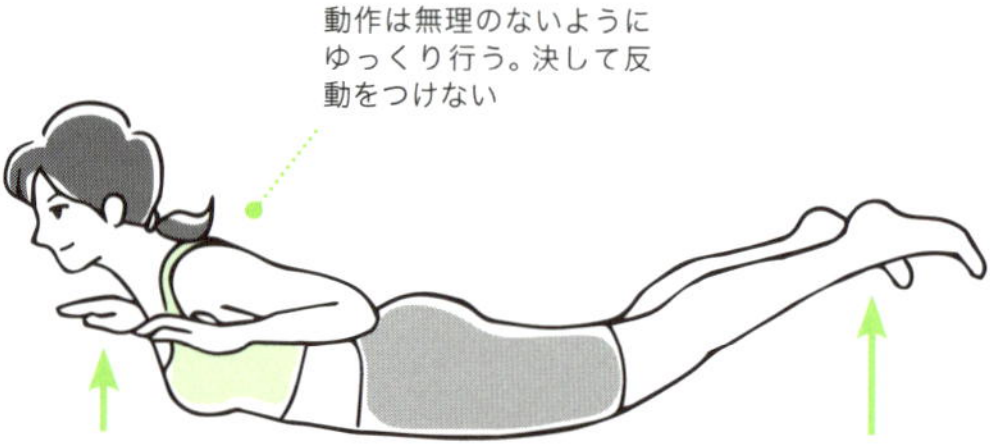
動作は無理のないように
ゆっくり行う。決して反
動をつけない

3

スタート姿勢に戻る

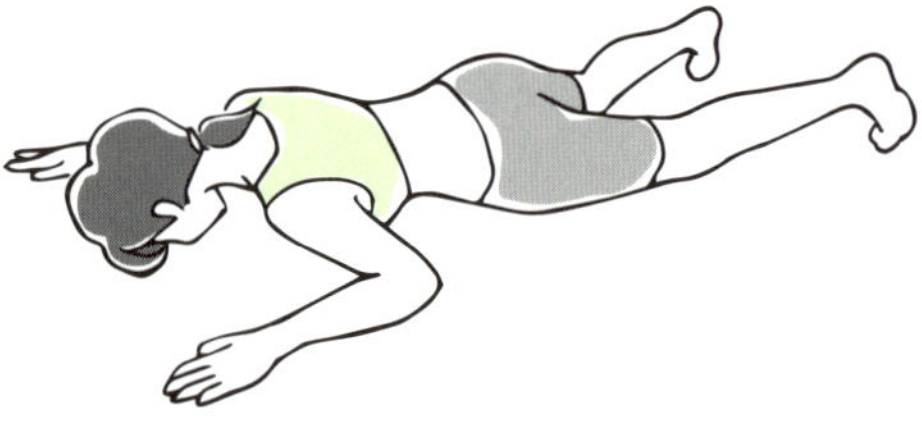

Point

● 回数

適度にインターバルを挟みながら、ピッチアップ法で16回

● Power up ！

上記2の姿勢で静止して、8秒キープすると強度が上がる

対処法

背中を反らせて肩甲骨と骨盤を近づけることで背中の筋肉が収縮されて、背中や胸のリンパが刺激されます。

■ 活性させるリンパ節

腹部リンパ節

■ こんな不調にも

背中の痛み・胸の痛み・腰痛・坐骨神経痛・股関節痛・生理痛・更年期障害・消化不良・食欲不振・バストアップ

リンパトレーニング ❽

片手片足プランク

1

腕を伸ばした状態で背中を真っ直ぐにして、四つん這いの姿勢をとる

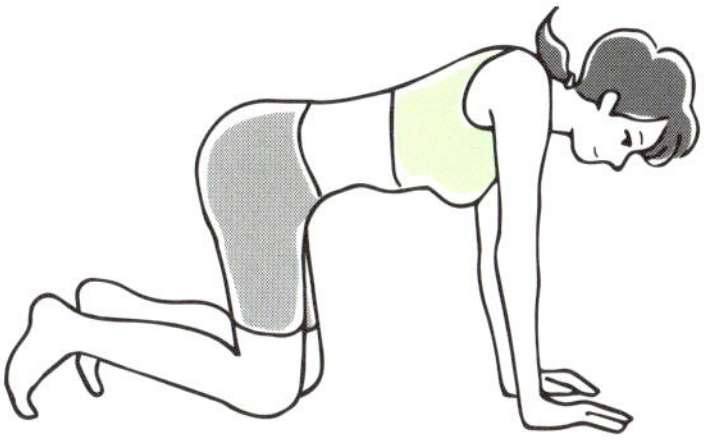

2

そのままの姿勢で右手と左足を上げる

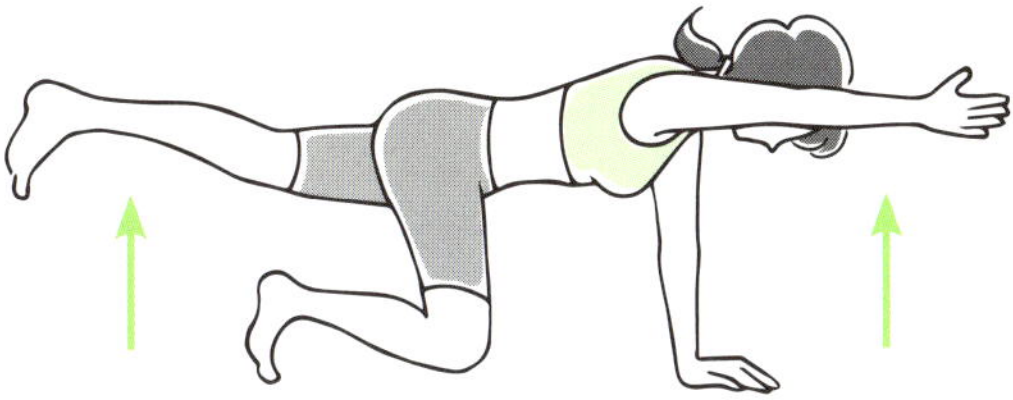

3

スタート姿勢に戻り、左右を入れ替えて繰り返す

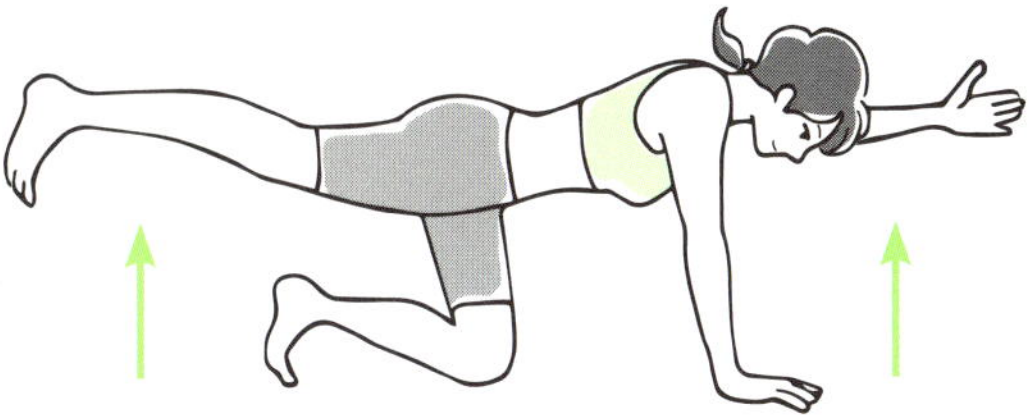

Point

● 回数
適度にインターバルを挟みながら、ピッチアップ法で左右16回

● Power up ！
片手片足の姿勢で静止して８カウントキープすると強度が上がる

対処法

このトレーニングで背中上部、胸、側筋、臀筋と体幹を鍛えることで、深部リンパの流れを促します。

クランチ

1 仰向けに床に寝て、胸の上で腕をクロスさせてひざを曲げる

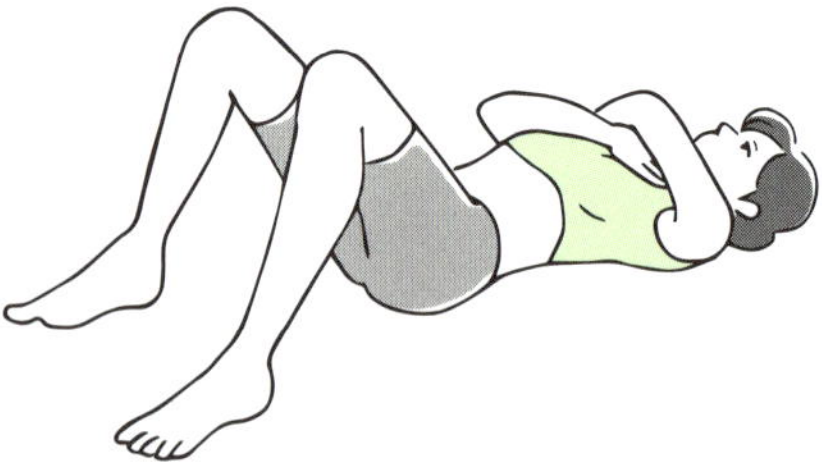

2 息を吐きながらミゾオチをヘソに近づけるようにゆっくりと上体を起こす

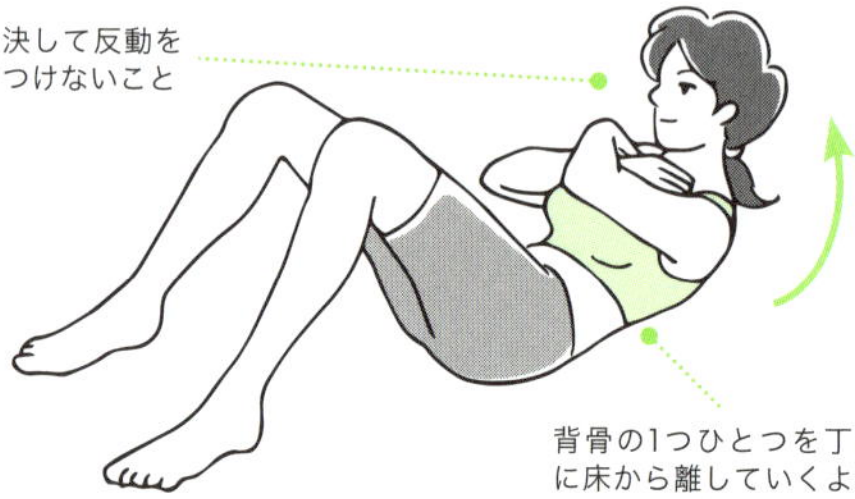
決して反動をつけないこと
背骨の1つひとつを丁寧に床から離していくようにゆっくり行う

［痛み4］腰痛・坐骨神経痛

腰痛は怒りの感情が原因

腰痛は、骨盤内の血流が悪かったり、腰椎の歪みやズレが原因だったり、腸の動きが悪いなどの原因が考えられます。

腰痛は怒りの感情とも関係が深いといわれ、「**種々の腰痛の原因の根源には、怒りや抑圧された感情が潜んでいることが多い**」です。

心の動きをリンパの流れにたとえるならば、怒りは毒素以外の何物

3

上体を起こしてしっかり腹筋を収縮させたら、背骨を伸ばしながらスタート姿勢に戻る

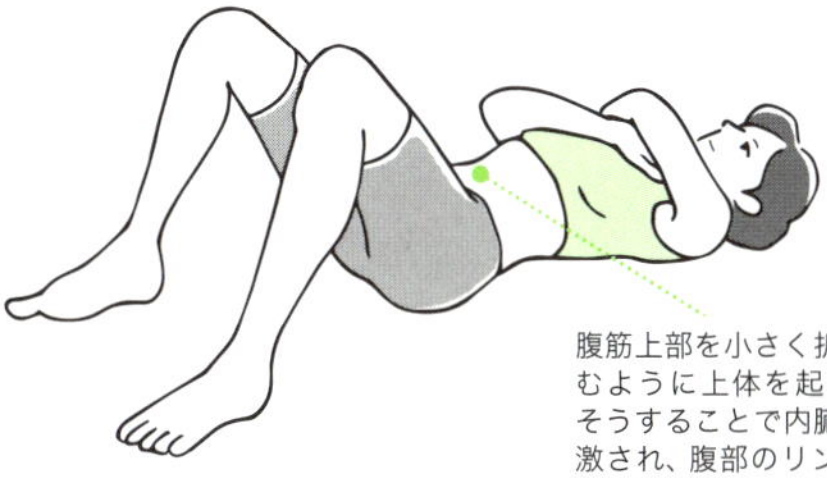

腹筋上部を小さく折り畳むように上体を起こす。そうすることで内臓も刺激され、腹部のリンパ節も活性化する

ここ（腹部リンパ節）を活性化！

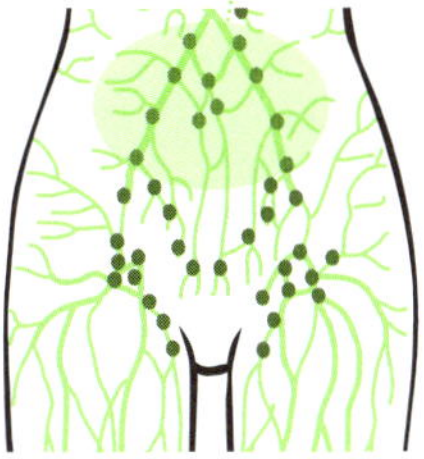

対処法

腹筋上部を丁寧に畳み込むように上体を起こすことで、腹部リンパがポンプの役割をして、リンパの流れを促します。

活性させるリンパ節

腹部リンパ節

こんな不調にも

腰痛・坐骨神経痛・脊柱管狭窄症・生理痛・消化不良・食欲不振・高血圧症・低血圧症・イライラ

でもありません。怒りの感情を手放すのは難しいことかもしれませんが、息を吐きながら毒素を体の外に排泄するようにイメージするのです。

心と体は密接に関連しています。**「リンパトレーニングとエクササイズで、心のデトックス（毒素排泄）も意識する」**ようにしてください。

骨盤周りのリンパの流れと血流を促して、滞った感情も同時に体の外へと手放しましょう。

Point

●回数

適度にインターバルを挟みながら、ピッチアップ法で16回

●Power up！

2の姿勢で静止して、8カウントキープすると強度が上がる

リンパトレーニング ⑩

スクワット

1

両足を肩幅より
やや広めにして
立つ

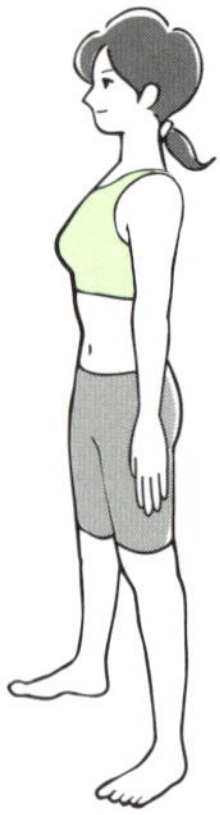

2

そのままゆっくりと股関節を後ろに突き出しながら、太ももが床と水平になるまで足を曲げる

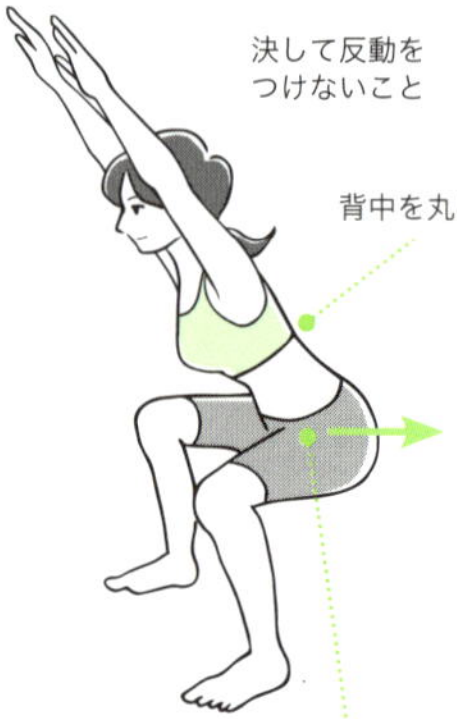
決して反動をつけないこと
背中を丸めない
股関節を後ろに引いていくイメージで股関節を深く曲げる。動作は無理のないようにゆっくり行う

3

ゆっくりと股関節を戻しながらスタート姿勢に戻っていく。ひざを伸ばしきらないようにしてスクワットを続ける

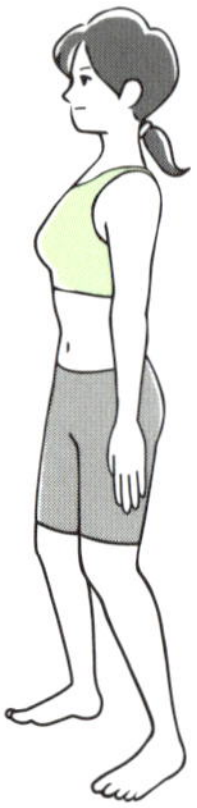

Point

●回数

適度にインターバルを挟みながら、ピッチアップ法で16回

●Power up！

2の姿勢で静止して、8カウントキープすると強度が上がる

⇨⇨⇨対処法

ひざが前に出ないよう、股関節を中心に動かすことが大切です。

●活性させるリンパ節

鼠蹊部《そけいぶ》リンパ節

●こんな不調にも

腰痛・坐骨神経痛・脊柱管狭窄症・股関節痛・脚のむくみ・糖尿病・喘息・アレルギー・花粉症・頻尿・精力減退・足の冷え

リンパトレーニング ⑪

ニートゥエルボープランク

1

うつ伏せになり、脚を伸ばし、前腕で体を支える姿勢をとる

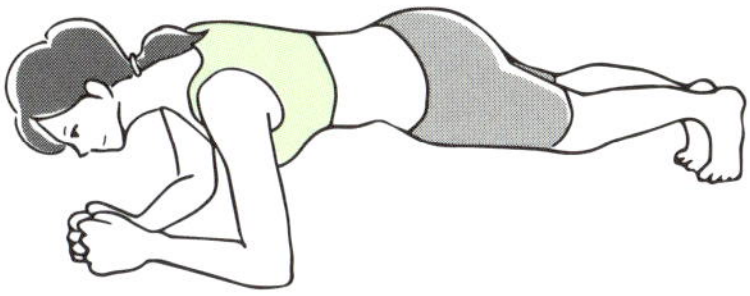

2

片方の脚を横に曲げ、ひざを上腕につける

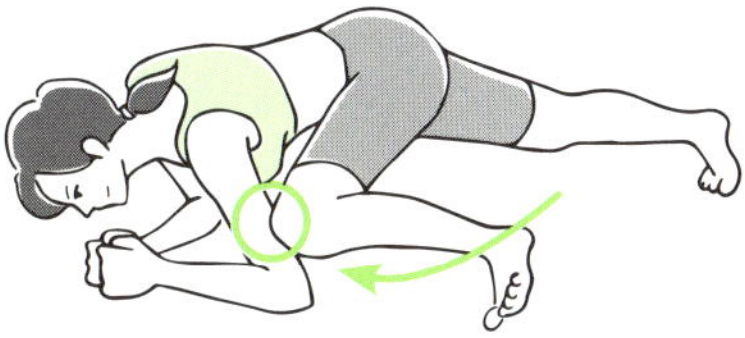

3

左右交互に繰り返す

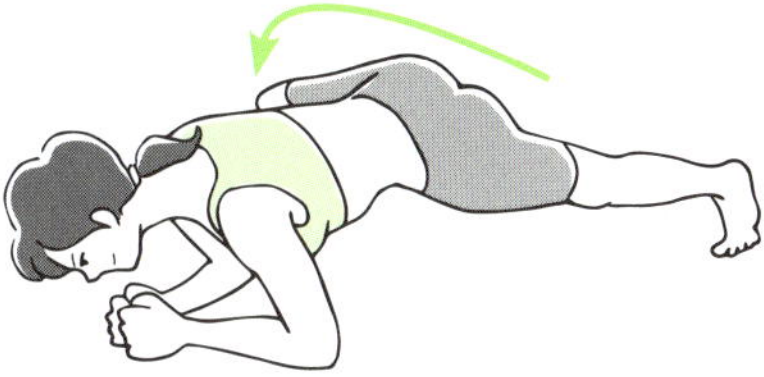

Point

● 回数

適度にインターバルを挟みながら、ピッチアップ法で16回ずつ

● Power up！

2と3の姿勢で静止して、8カウントキープすると強度が上がる

● Easy！

きついと感じたら、ひじを伸ばして行うと負荷が軽くなる

対処法

股関節をポンプ代わりに骨盤内と下半身のリンパの流れを促します。股関節とお尻の筋肉を意識します。

● 活性させるリンパ節

腹部リンパ節

● こんな不調にも

坐骨神経痛・股関節痛・アレルギー・アトピー・頻尿・精力減退・緊張・イライラ・不安

リンパトレーニング ⑫

ニータッチ

1

仰向けに床に寝て、ひざを曲げ、両手をひざに向けて伸ばす

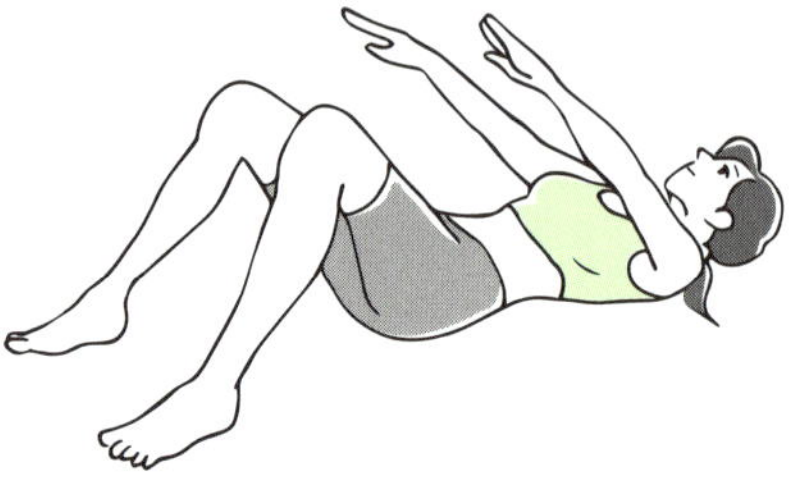

2

ゆっくりと息を吐きながら両手がひざの骨に触れるまで上体を起こす

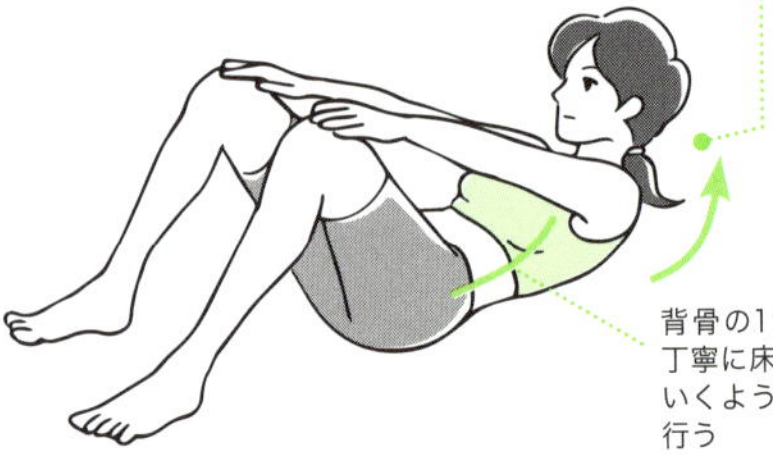
決して反動をつけないこと
背骨の1つひとつを丁寧に床から離していくようにゆっくり行う

3

上体を起こしてしっかり腹筋を収縮させたら、背骨を伸ばしながらスタート姿勢に戻る

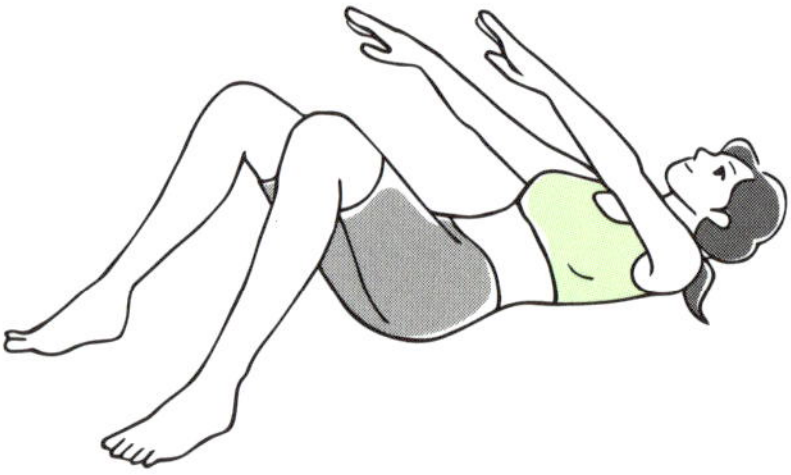

Point

●回数

適度にインターバルを挟みながら、ピッチアップ法で16回

●Power up ！

2の姿勢で静止して、8カウントキープすると強度が上がる

対処法

腹筋上部を丁寧に畳み込むように上体を起こすことで、腹部リンパがポンプの役割をして、リンパの流れを促します。

■活性させるリンパ節

腹部リンパ節

■こんな不調にも

背中の痛み・胸の痛み・腰痛・坐骨神経痛・股関節節痛・生理痛・更年期障害・消化不良・食欲不振

リンパトレーニング ⑬

サイドプランククランチ

1

右手を床について左手を頭の後ろに添える。足は右足の外側を床につけて、左足は右足の前につけて体を浮かせる

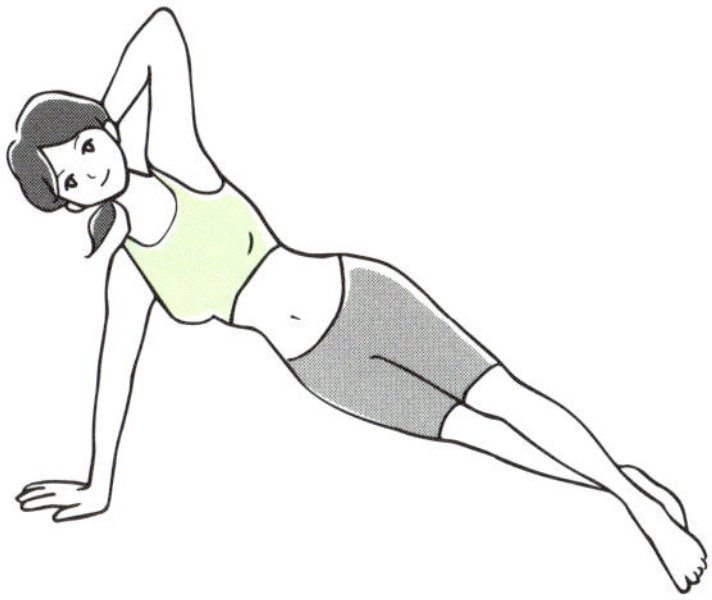

2

体が斜め一直線になった状態で、上半身をひねって左ひじを右手につける

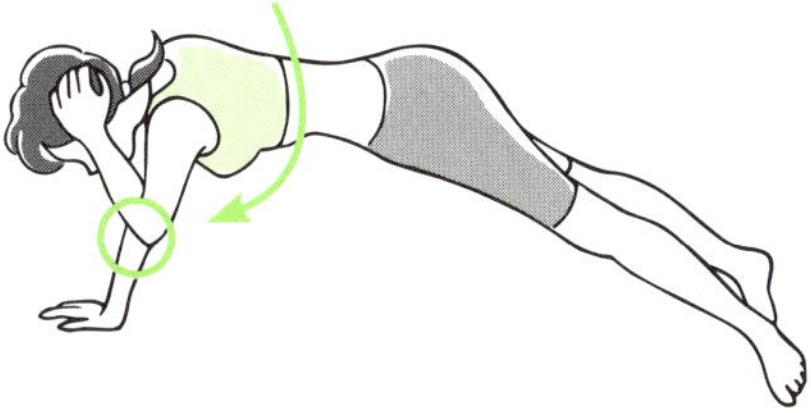

3

スタート姿勢に戻り繰り返す。片側が終わったら左右を入れ替えてもう片側を行う

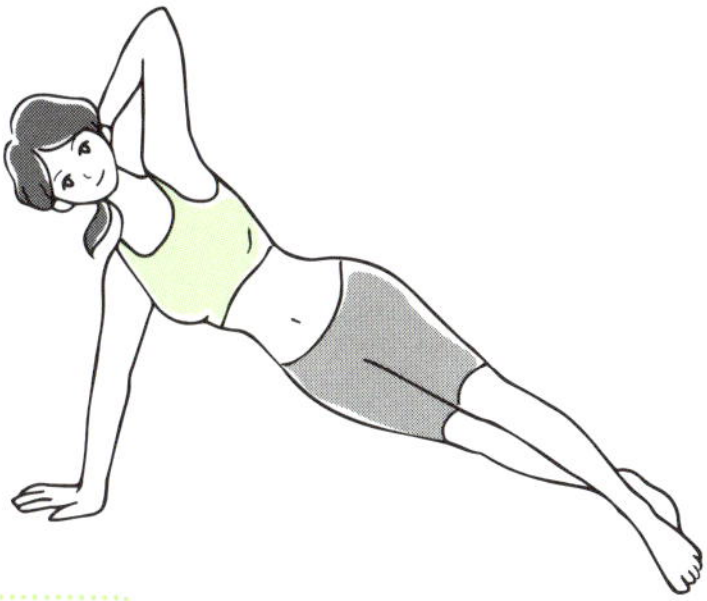

Point

●回数

適度にインターバルを挟みながら、ピッチアップ法で左右16回

●Power up ！

2の姿勢で静止して、8カウントキープすると強度が上がる

●Easy ！

きついと感じたら、ひじを床について、もう片方のひじを床に近づけるように行うと負荷が軽くなる

対処法

体幹を緊張させた状態で体をひねることで腹部リンパを力強く刺激でき、骨盤周りの筋肉も強化できます。

リンパトレーニング⑭

キッキングニー

1 右足を後ろに下げて、指先をあわせて両腕を右胸の前で構える

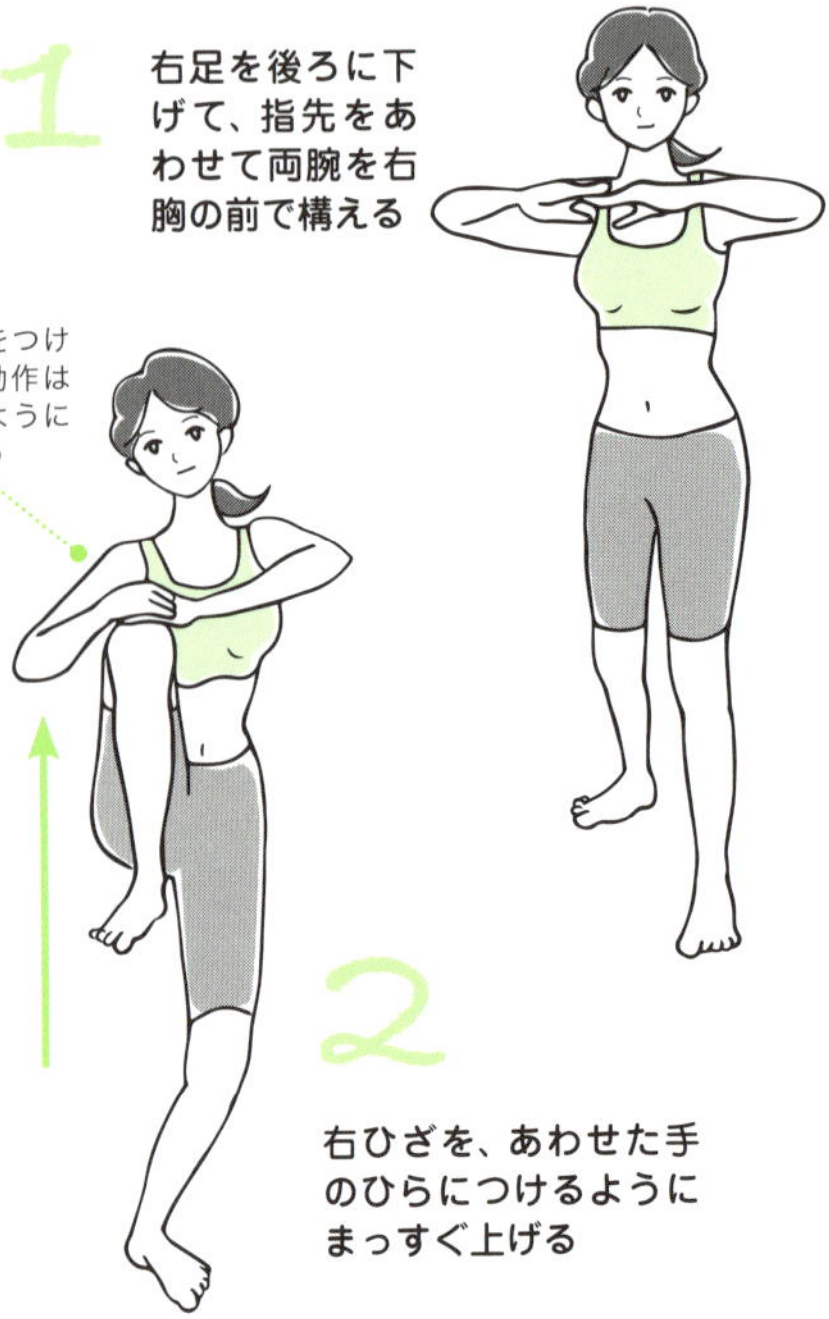

決して反動をつけないこと。動作は無理のないようにゆっくり行う

2 右ひざを、あわせた手のひらにつけるようにまっすぐ上げる

〔痛み5〕股関節痛

骨盤内の冷えが不調を引き起こす原因

骨盤内には腸のほか、女性なら子宮・卵巣、男性も骨盤周りにホルモンを分泌する器官があります。「**骨盤内のリンパの流れが悪くなり、骨盤内が冷えるとホルモンバランスが崩れます**」。そのことが原因でさまざまな不調を引き起こします。

骨盤のリンパは力を入れたときにできるお尻のくぼみの位置にあります。

3

スタート姿勢に戻り、左右16回ずつ行う

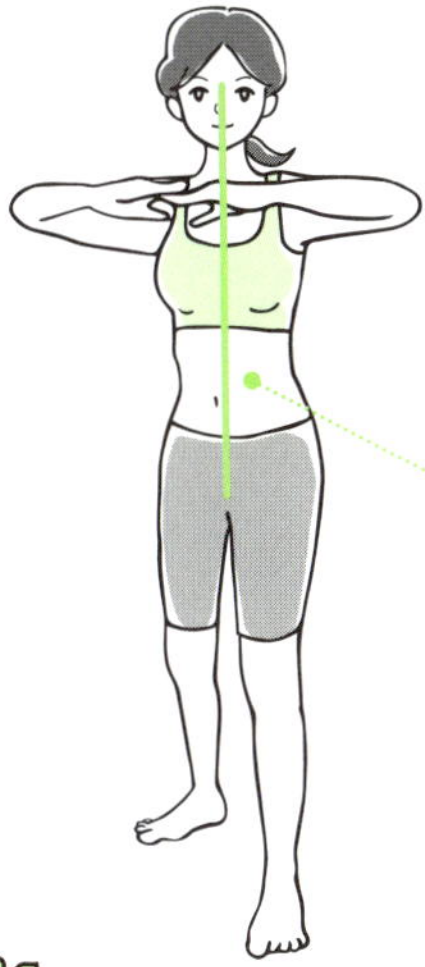
ひざを下ろしていくとき、グラグラしないようにバランスを保つことで、体幹を鍛え、骨盤内のリンパを促すことができる

Point

● 回数

適度にインターバルを挟みながら、ピッチアップ法で16回

● Power up！

2の姿勢で静止して、8カウントキープすると強度が上がる

● Easy！

両足をそろえた状態で行うと負荷が軽くなる

対処法

股関節を大きく動かして、骨盤内リンパのポンプの役割をさせます。

活性させるリンパ節

腹部リンパ節・骨盤内リンパ

こんな不調にも

脊柱管狭窄症・高血圧症・低血圧症・不妊症・子宮筋腫・精力減退・まだら冷え

1日中、座りっぱなしで作業をしたり、運動不足な生活を送ることで骨盤内のリンパが流れにくくなります。そういう人は、骨盤リンパと鼠径リンパの活性化が必要です。

骨盤内の冷えは女性に多いですが、実は男性も冷えている人が非常に多いです。何歳になっても若々しくいるために、股関節を動かし、ぜひ骨盤内のリンパを促して、リンパケアをしてください。骨盤内の臓器の冷えを解消するのがスーパーエイジングの基本です。

「リンパの流れと血流を促し、骨盤内の体温を上げてホルモンバランスを整える」ようにします。

リンパトレーニング⑮

バイシクルクランチ

1　仰向けに床に寝て、両手を軽く頭に添え、ひざを伸ばしてかかとを床から離す

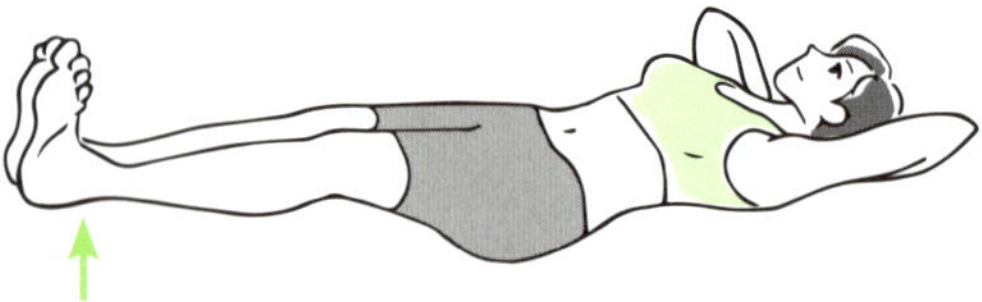

2　左のひざを曲げながら、右のひじに近づける。その際、腹部をしっかりひねる

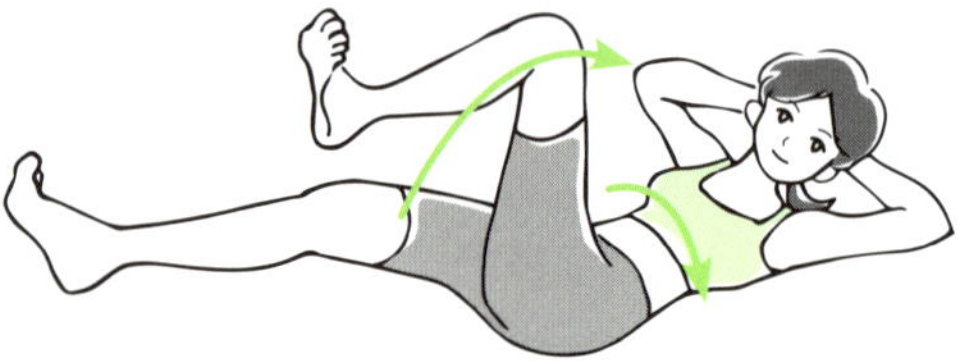

【痛み6】 生理痛・更年期障害

生理痛や更年期障害はリンパの流れを促すことで改善する

生理痛や更年期障害で悩む女性はたくさんいます。生理痛も更年期障害もリンパの流れを促すことで改善します。

子宮内膜症で20年来続いた生理痛が、1回の施術で解消したという人もいます。重度な更年期障害も1回のリンパマッサージケアで劇的に改善するケースがたくさんあります。生理痛や更年期障害とリンパの流れは密接に関連しているのです。

3

これを左右交互に行う

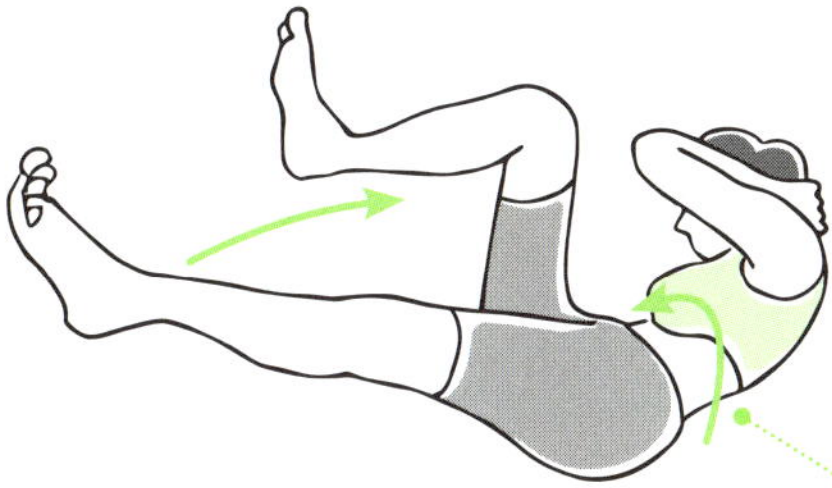

このリンパトレーニングは腹部をひねることに意味があり、腹部をひねって絞ることで圧力をかけ、骨盤内リンパがポンプの役割を果たす

Point

● 回数

適度にインターバルを挟みながら、ピッチアップ法で16回ずつ

● Power up ！

2と3の姿勢で静止して、8カウントキープすると強度が上がる

● Easy ！

手を床について上体を起こした状態で足だけ動かす（ひじを近づけないでいい）と負荷が軽くなる

対処法

腹部と骨盤内のリンパにアプローチし、臓器の状態を向上させます。

活性させるリンパ節

腹部リンパ節

こんな不調にも

腰痛・坐骨神経痛・脊柱管狭窄症・股関節痛・生理痛・更年期障害・消化不良・便秘・不妊症・子宮筋腫

「**リンパの流れを促すことで骨盤内の血流も促されて、ホルモンバランスも整います**」。

またセルフケアを行う場合は、骨盤周辺のエクササイズに加えて、全身のリンパの流れを促すように、複数のエクササイズを組みあわせて行うと効果的です。

生理痛・更年期障害は、骨盤周りを中心に全身のリンパの流れを促すことで、骨盤内の滞りがより効果的に解消されます。

全身のリンパの流れを促すトレーニングを行ったあとに、骨盤周辺のリンパの流れを促すトレーニングを組みあわせると、より効果的です。

リンパトレーニング ⑯

レッグツイスト

1

仰向けに寝て、両手の手のひらを下に向けたまま肩と水平に伸ばし、両足を伸ばしたまま垂直に上げる

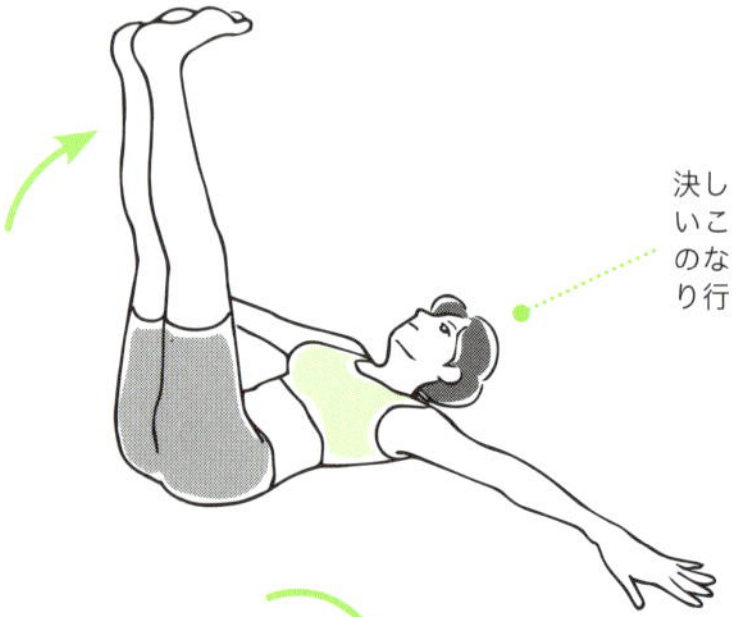
決して反動をつけないこと。動作は無理のないようにゆっくり行う

2

両手で上体を支えながら両足を左に倒し、床につく寸前で軽く静止する

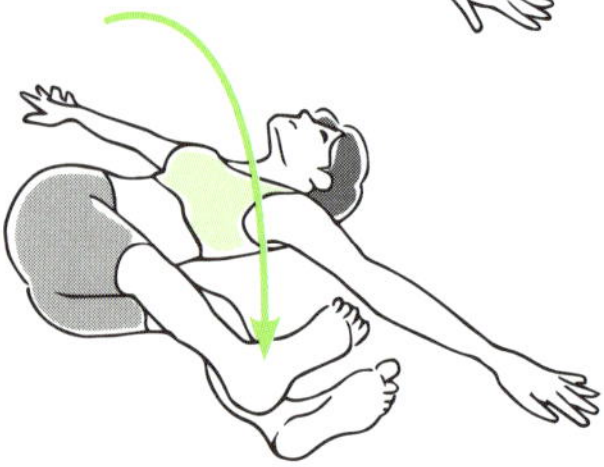

3

両足をスタート姿勢の位置に戻し、右側も同様にやる

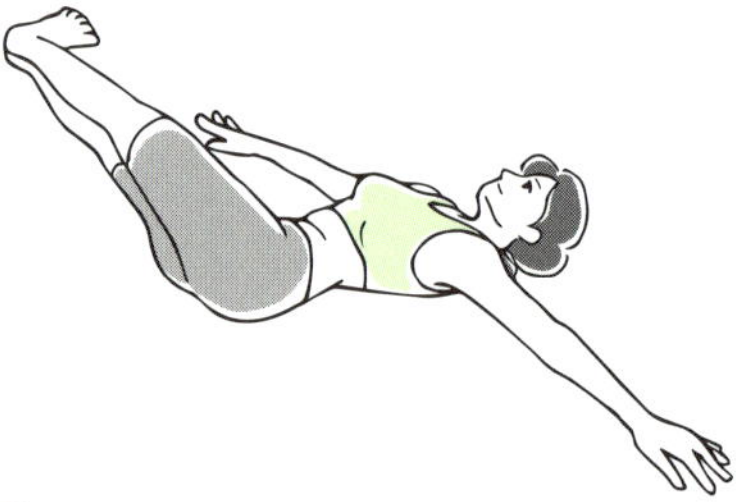

Point

●回数
適度にインターバルを挟みながら、ピッチアップ法で16回ずつ

●Power up！
2と3の姿勢で静止して、8カウントキープすると強度が上がる

●Easy！
足を延ばすことができない人は、ひざを曲げて行うと負荷が軽くなる

対処法

脚の重みを利用して、腹部と骨盤内のリンパを促します。

■活性させるリンパ節
活性リンパ節・腹部リンパ節

■こんな不調にも
生理痛・更年期障害・消化不良・便秘・不妊症・子宮筋腫・頻尿

リンパトレーニング ⑰

ドルフィンプランク

1

床にひじをついてプランクの姿勢をとる

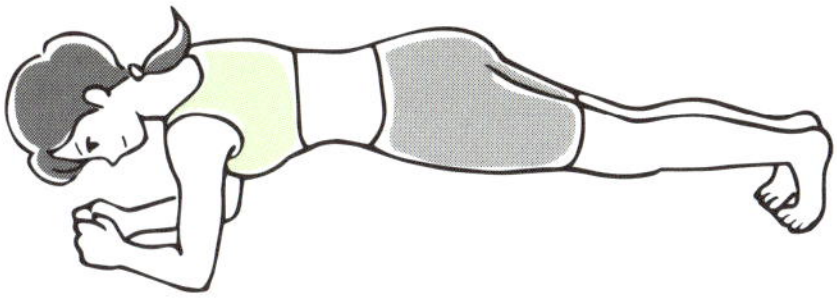

2

お腹を凹ませ恥骨をヘソに寄せながら腰を突き出す

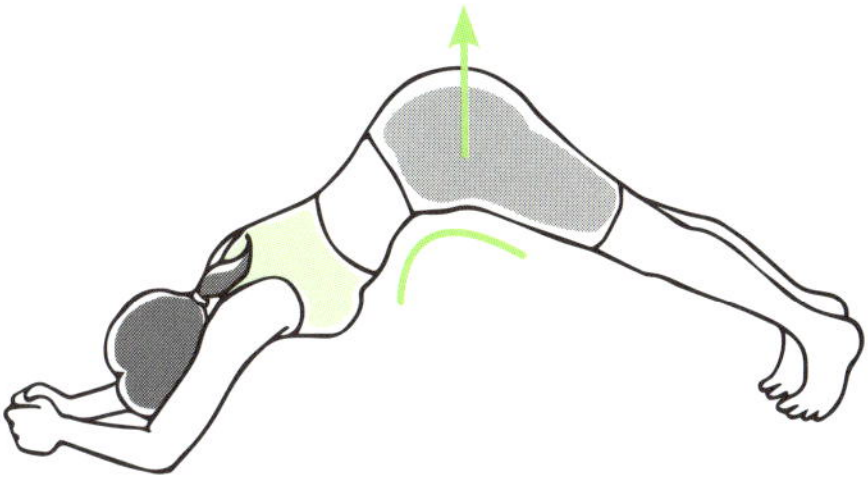

3

ゆっくりとスタート姿勢に戻る

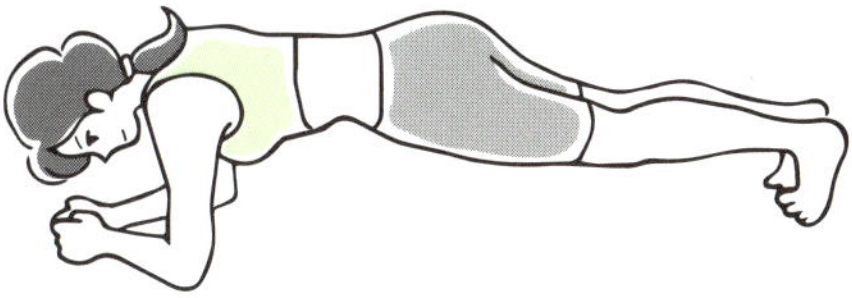

Point

●回数
適度にインターバルを挟みながら、ピッチアップ法で16回

●Power up！
2の姿勢で静止して、8カウントキープすると強度が上がる

対処法

プランクの姿勢から腹筋下部を意識して、おヘソを凹ませるように腰を上げて骨盤内リンパを刺激します。

リンパトレーニング⑱

カーフレイズ

［痛み7］ ひざ痛

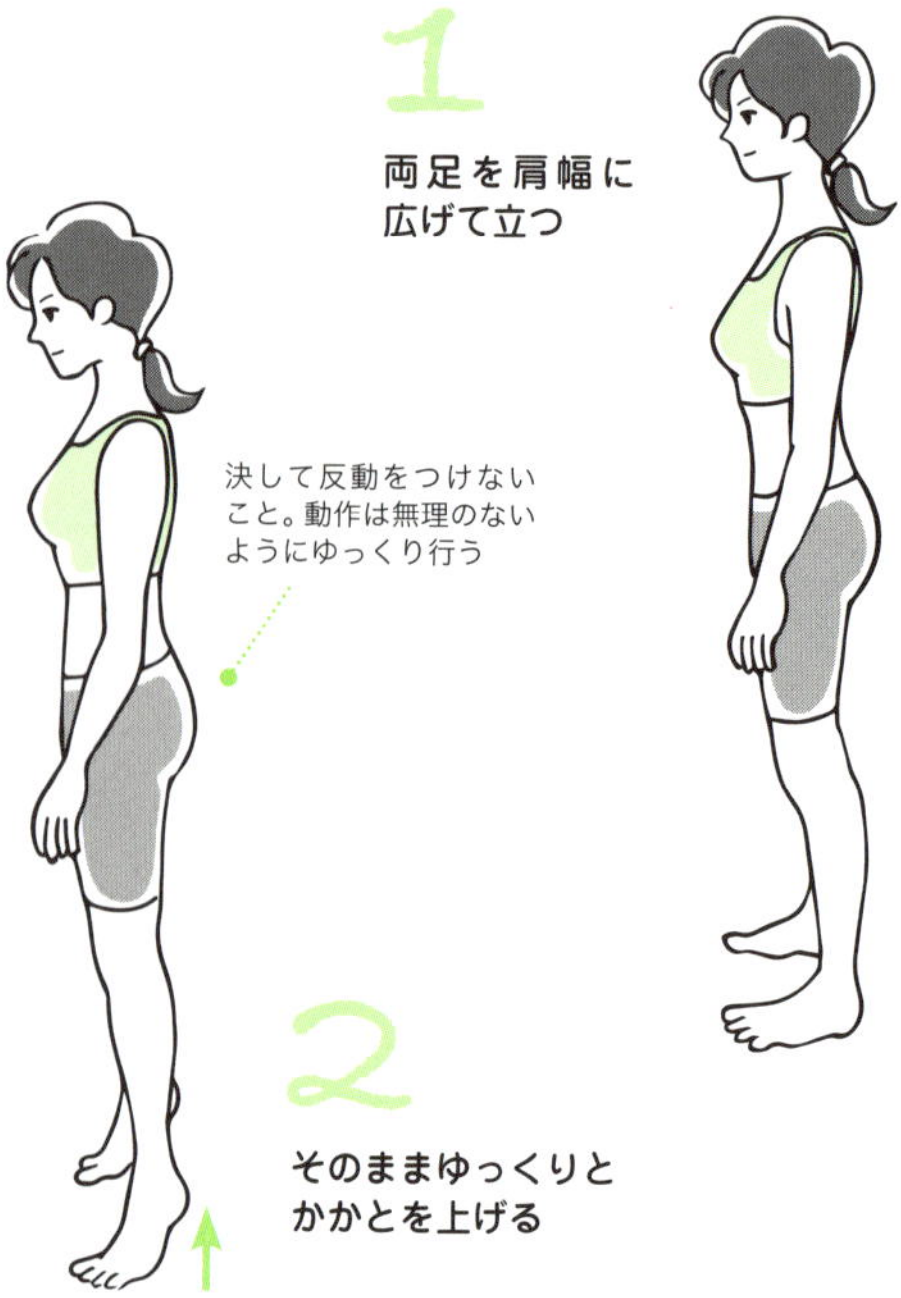
1
両足を肩幅に
広げて立つ
決して反動をつけない
こと。動作は無理のない
ようにゆっくり行う
2
そのままゆっくりと
かかとを上げる

股関節が硬いと ひざを痛めやすい

足は「**股関節**」「**ひざ関節**」「**足首**」の3つの関節がポンプ代わりになっています。関節を動かすと、関節についている筋肉も伸縮してリンパの流れを促すことができます。3つの関節はポンプの役割を果たす反面、関節を動かさないと逆に詰まりやすいという特徴があります。

股関節、ひざ関節、足首と、上から順に詰まる人もいれば、股関節は詰まっていないのに、ひざ関節や

3

ゆっくりとスタート
姿勢に戻る

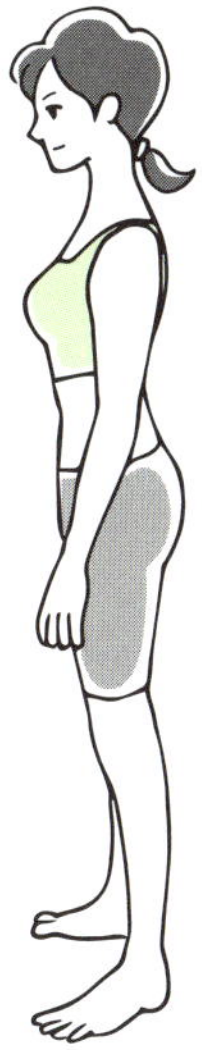

Point

● 回数

適度にインターバルを挟みながら、ピッチアップ法で16回ずつ

● Power up ！

2の姿勢で静止して、8カウントキープすると強度が上がる

対処法

足首とふくらはぎの筋肉をポンプ代わりにひざ裏のリンパを促します。

活性させるリンパ節

膝下リンパ節

こんな不調にも

腰痛・坐骨神経痛・股関節痛・脚のむくみ・生理痛・更年期障害・頻尿・精力減退・足の冷え

足首だけが詰まっている人もいます。**「詰まっている関節は普段十分に動かしていない」**はずです。**「過剰に動かしすぎると、逆に痛めてしまいます」**が、股関節のような大きな関節ほど日常生活の中で大きく動かす機会が少ないので、「**股関節が硬い人はひざ関節にかかる負荷が増してひざを痛めやすい**」のです。股関節という大きな関節で支えている体重をひざで受け止める機会が多くなるので、負担が増えて痛めてしまうのです。

ひざから下のリンパが詰まると、冷えたり、足自体が重たくなったりします。ひざから下のリンパは足首とふくらはぎの筋肉がポンプ代わりなので、しっかりと動かしましょう。

リンパトレーニング ⑲

形状記憶整体法

［不調1］ 自律神経失調症

呼吸で姿勢を記憶させる！

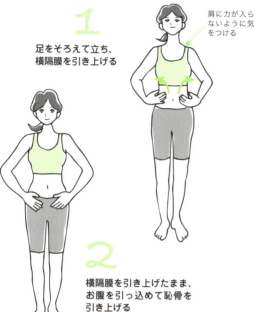

1 足をそろえて立ち、横隔膜を引き上げる

2 横隔膜を引き上げたまま、お腹を引っ込めて恥骨を引き上げる

「体質改善も不調緩和もすべては普段の正しい姿勢が基本」です。自律神経失調症も正しい姿勢を維持することで改善できます。形状記憶整体法を繰り返すことで、正しい姿勢を身につけることができます。

「形状記憶整体法は、呼吸で体に正しい姿勢を記憶させる方法」です。数秒で簡単に正しい姿勢を記憶させることができます。

まずは数メートルほど普通に歩

3

そのままの状態を保ちながら、鼻で3回ゆっくり深呼吸する

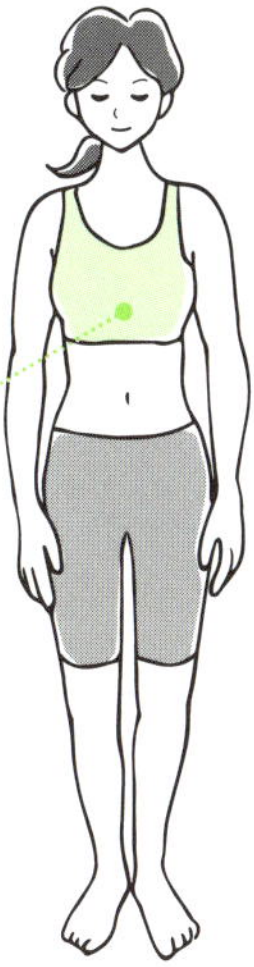

少し苦しくても、横隔膜を引き上げてお腹を引っ込めたままの姿勢を維持する

Point

● 回数

1回

● Power up！

常日頃、意識して繰り返すことで正しい姿勢を体に記憶させる

⇨⇨⇨ 対処法

腹筋や横隔膜、呼吸筋もポンプ代わりにして深部リンパにアプローチし、全身のリンパの流れを促します。

■ 活性させるリンパ節

全身のリンパ節

■ こんな不調にも

頭痛・首の痛み・肩こり・四十肩・五十肩・背中の痛み・胸の痛み・腰痛・坐骨神経痛・脊柱管狭窄症・股関節痛・ひざの痛み・生理痛・更年期障害・消化不良・食欲不振・めまい・耳鳴り・高血圧症・低血圧症・不眠・自律神経失調症・眼精疲労・鼻炎・歯周病・喉の痛み・便秘・不妊症・子宮筋腫・喘息・白内障・花粉症・アレルギー・アトピー・頻尿・ほうれい線・顔のむくみ・額のしわ・首のしわ・精力減退・手の冷え・足の冷え・まだら冷え・緊張・イライラ・不安

いてみてください。歩きながら、歩いているときの感覚をしっかり覚えてください。次に、足を止めて、胸を軽く持ち上げるようにして横隔膜を上げて深呼吸をします。

基本的な手順はそれだけです。

再び数メートルほど歩いてみてください。「**歩いているときに体が左右にブレなくなったと感じたら、正しい姿勢が記憶されています**」。

体が落ちて重たくなっていた状態から、体が引き上げられて歩くのが楽になっているはずです。

個人差はありますが、1回の整体で30分から2時間ぐらいは正しい姿勢が保たれるので、気づいたら呼吸で姿勢を正す癖をつけてください。

リンパトレーニング ⑳

ワイドスクワット

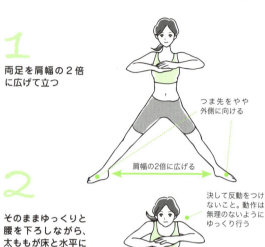

【不調2】精力減退

1

両足を肩幅の２倍に広げて立つ

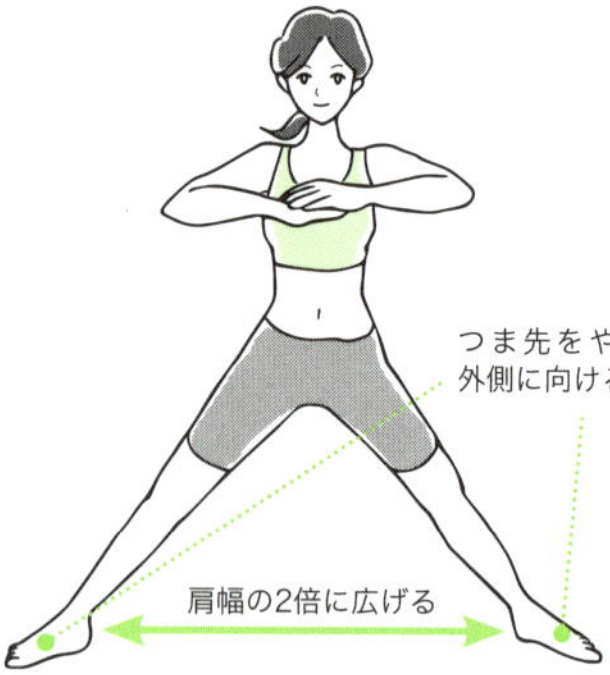
つま先をやや外側に向ける
肩幅の2倍に広げる

2

そのままゆっくりと腰を下ろしながら、太ももが床と水平になるまで足を曲げる

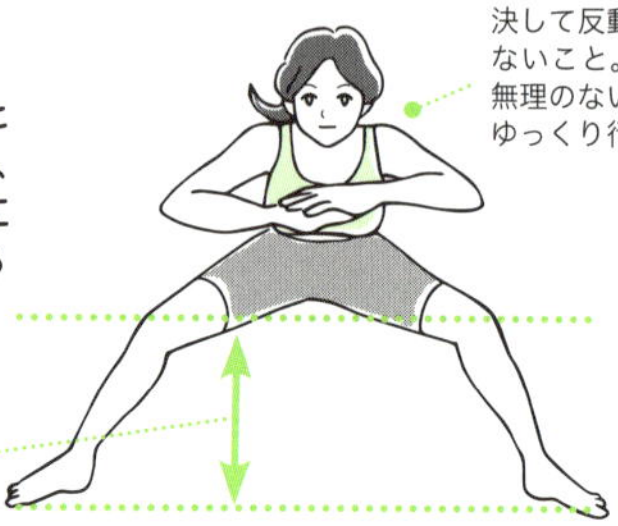
決して反動をつけないこと。動作は無理のないようにゆっくり行う
太ももが床と水平になるようにする

骨盤内の血流を促して骨盤周りの筋肉を強化すれば改善する！

精力減退にはさまざまな要因が関わっていますが、「**骨盤内の血流を促して骨盤周りの筋肉を強化する**」ことで、骨盤内のリンパの流れもよくなり改善できます。

実は、男性も骨盤内が冷えている人が多いです。お尻を触って、冷たくなっている人は、骨盤内が冷えています。骨盤内が冷えているとホルモンバランスも崩れやすく、精力減退につながります。

3

ゆっくりと腰を上げながらスタート姿勢に戻していく、ひざを伸ばしきる前に、また腰を下ろしていく

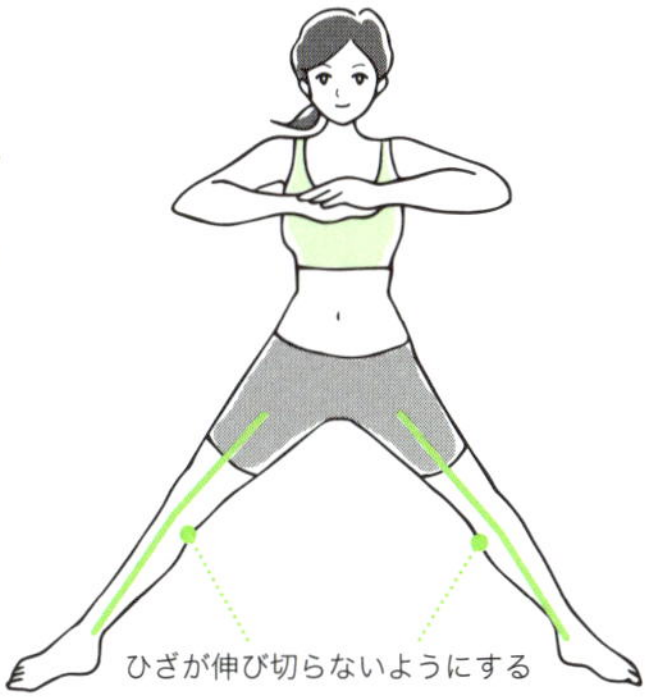

対処法

ひざ関節と股関節をポンプ代わりにして、骨盤底筋を伸縮させながら骨盤内のリンパの流れを促す

活性させるリンパ節

鼠蹊部リンパ節

こんな不調にも

脚のむくみ・生理痛・更年期障害・高血圧症・低血圧症・糖尿病・足の冷え・まだら冷え・緊張・イライラ・不安・頻尿

Point

●回数

適度にインターバルを挟みながら、ピッチアップ法で16回

●Power up ！

2の姿勢で８カウント静止するとより効果が期待できる

太ももの筋肉、骨盤底筋、お尻の筋肉、腹直筋といった骨盤周りの筋肉を鍛えることで骨盤内の血流を上げて冷えを解消することができます。

ワイドスクワットで、骨盤の底にある筋肉を意識しながら太ももの内側の筋肉を鍛えます。「**ひざ関節と股関節がポンプの役割を果たして骨盤内のリンパの流れを促す**」ことができます。骨盤の底は最もリンパが滞りやすい部位のひとつです。リンパが滞ると血流も悪くなり、ホルモンバランスが崩れます。息を吸いながらしっかりと腰を落としてください。腰を落とした位置でいったん静止してから息を吐き、ゆっくりとスタート姿勢に戻ります。

リンパトレーニング ㉑

［頻尿］リバースクランチ

［不調3］ 頻尿

1

仰向けに寝てひざを90度に折って、太ももが床と垂直になるように足を上げる

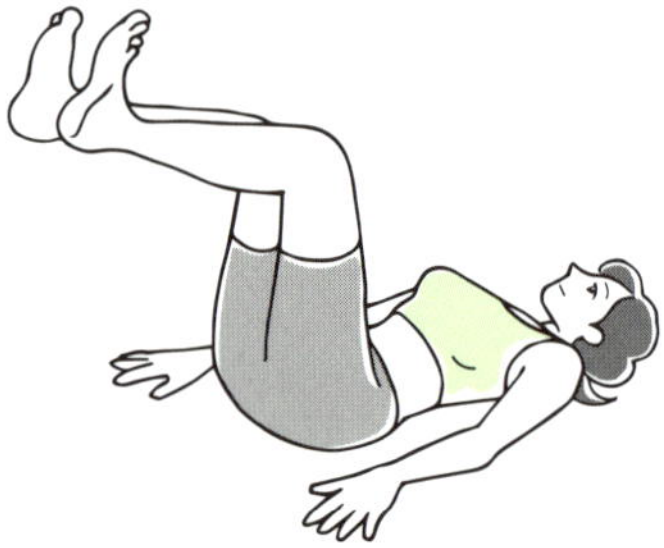

2

ひざの角度を保ったまま、ひざをゆっくりと胸に近づけて骨盤を上げる

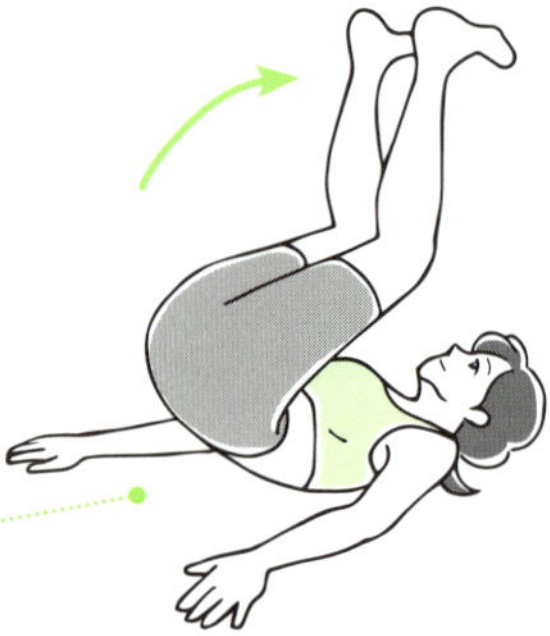

決して反動をつけないこと。動作は無理のないようにゆっくり行う

下腹部の筋肉を意識することで骨盤内の冷えが解消される

下腹部の筋肉をしっかりと伸縮させるために仰向けに寝て、腰と床の間に隙間がないようにひざを上げます。ひざから先は90度に曲げてください。

そこから下腹部を凹ませて、恥骨をヘソに近づけていくように骨盤を上げます。反動はつけないようにします。脚の重みはなるべく利用せずに下腹部の腹筋を利用して骨盤を上げるように意識します。骨盤を上げ

3

ゆっくりとスタート姿勢に戻る

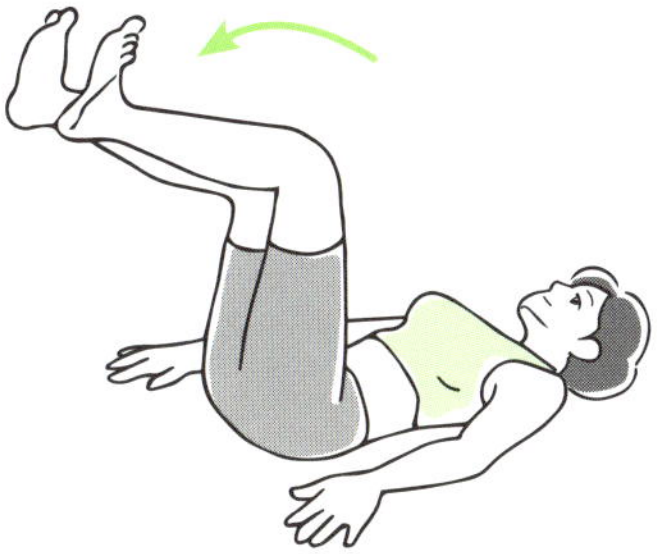

Point

●回数

適度にインターバルを挟みながら、ピッチアップ法で16回

●Power up ！

2の姿勢で８カウント静止するとより効果が期待できる

対処法

下腹部の筋肉と骨盤底筋を伸縮し骨盤内リンパの流れを促します。

活性させるリンパ節

腹部リンパ節

こんな不調にも

脊柱管狭窄症・生理痛・更年期障害・消化不良・食欲不振・便秘・不妊症・子宮筋腫・アレルギー・アトピー

るときに息を吐いてヘソから下を収縮させます。

そうすることで骨盤底筋も強化されます。また骨盤内のリンパの流れが促されて、骨盤内の冷えが解消できます。骨盤内が冷えると排尿筋も緊張して過活動膀胱を引き起こすので、しっかり骨盤を上げましょう。パワーアップを目指す人は、骨盤を上げた状態で8カウント静止すると、より効果が期待できます。

頻尿の人は冷たいものを飲んで体を冷やさないようにしましょう。「**冷たい水は温かい水よりも重いので、下へ下へと下がり、骨盤の底に溜まります**」。対策としてワイドスクワットなど骨盤底筋にアプローチするトレーニングと組みあわせます。

[便秘]サイドクランチ

【不調4】便秘

1

ひざを曲げて右手を上にして横に寝る

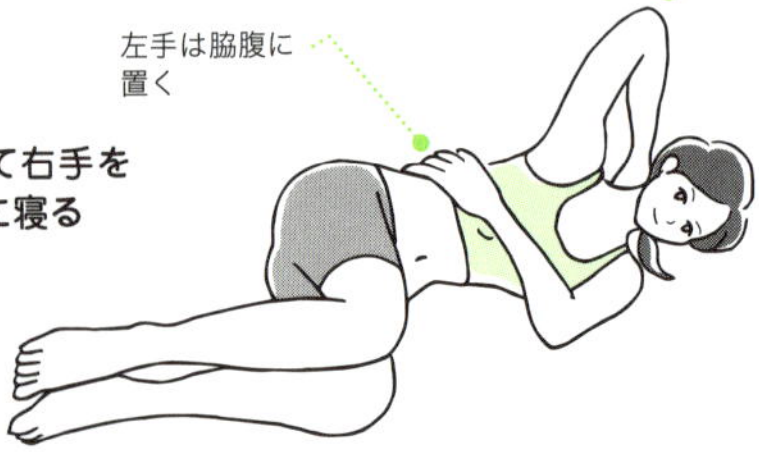
右手のひじを上げて頭の後ろに添える
左手は脇腹に置く

2

そのまま上体を起こす

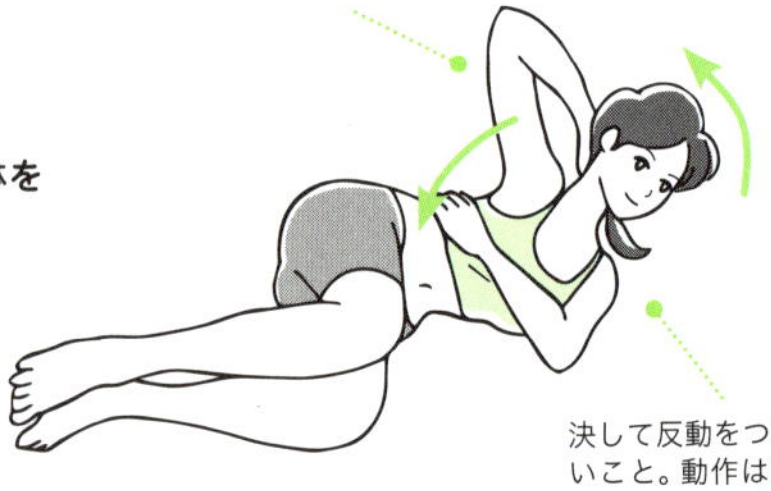
右手のひじを骨盤につける気持ちで上体を起こす
決して反動をつけないこと。動作は無理のないようにゆっくり行う

呼吸法とリンパトレーニングで腸は大きく変わる

腸にはたくさんのリンパ節があり、代謝や排便、免疫にも大きく関わっています。体の深いところにあるので、自分の手で刺激するのが難しい場所です。手をお腹に深く差し入れて、強い力でグリグリやると炎症を起こすこともあるので気をつけましょう。

できれば信頼できるプロに任せたい個所ですが、自分でも活性化できる方法があります。

3

スタート姿勢に戻り、
左右16回ずつ行う

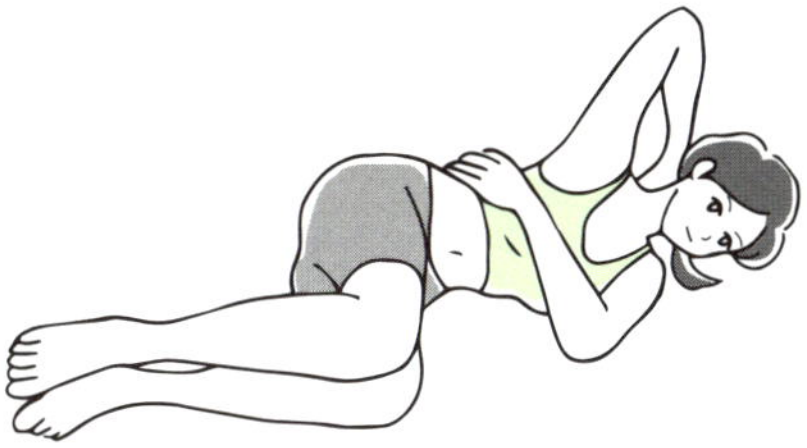

Point

● 回数

適度にインターバルを挟みながら、ピッチアップ法で左右16回ずつ

● Power up !

2の姿勢で8カウント静止するとより効果が期待できる

● Easy !

上体が起こせない人は、上体を寝かせたままにしてひざを上げるようにする

対処法

肋骨を骨盤に近づけて腸管リンパ節を刺激します。

活性させるリンパ節

腹部リンパ節

こんな不調にも

腰痛・生理痛・更年期障害・消化不良・食欲不振・不妊症・子宮筋腫・頻尿

ひとつは「**ドローイン（100頁参照）などお腹を凹ませて行う呼吸法**」です。ゆっくりと行うことで副交感神経も優位になり、腸管リンパを活性化することができます。

まずはゆっくりと深い呼吸で、息を吐き切ること。息を吐くときに、お腹を凹ませるように努力してください。

それに加え、「**腹部のリンパの流れを促すリンパトレーニングをいくつか組みあわせるとより効果的**」です。できれば腹部を真っ直ぐに伸縮させるものと斜めにひねるもの、サイドクランチのように真横に伸縮させるものを組みあわせてください。

リンパトレーニング㉓

8カウントドローイン

1

8秒数えて息を吸う。肩の力を抜くこと。ゆっくりと深い呼吸で行う

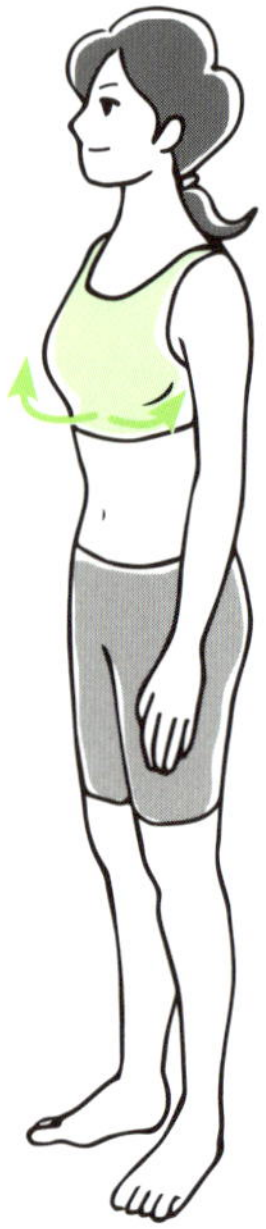

［不調5］ アトピー・アレルギー

腹圧をかけて腸管免疫を上げる

ここでは、呼吸で腹圧を上げて腸管にあるリンパ節を活性化し、腸管免疫を向上させることでアトピーやアレルギーを改善します。

アトピーやアレルギーには、食からのアプローチが多く紹介されています。動物性食品から植物性食品に変えるだけで腸内環境が変わるという報告があったり、乳酸菌を摂取する必要性を説いていたり、善玉菌を増やすために食物繊維やオリゴ糖、

2　8つ数えて息を吐く

決して厳密に8秒かけてという意味ではなく、あなたのリズムで8つ数えて息を吸い、8つ数えて息を吐く。息を吐くときにおへそを背骨にくっつけるようにしっかりとお腹を凹ませる

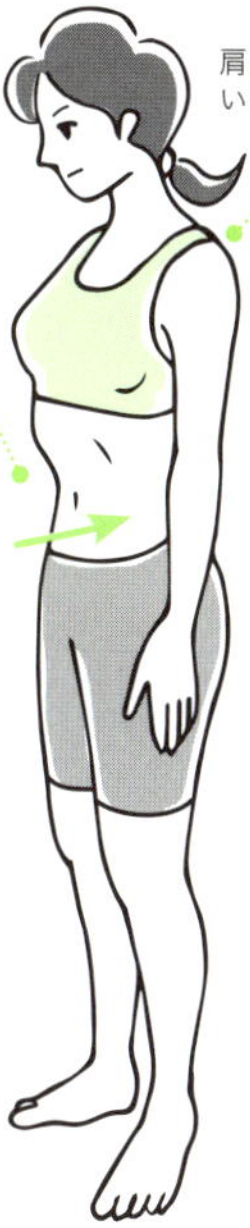

Point

●回数

適度にインターバルを挟みながら、8カウントで5回×1セット

●Power up ！

2の姿勢で2～4カウント息を止めると、より効果が期待できる

対処法

ドローインは呼吸でお腹を凹ませるエクササイズ。立ったままでも座ったままでも、非常に簡単に行えるエクササイズなので、生活の中でこまめにやる。

活性させるリンパ節

腹部リンパ節

こんな不調にも

頭痛・首の痛み・肩こり・背中の痛み・胸の痛み・消化不良・食欲不振・自律神経失調症・アレルギー・アトピー・緊張・イライラ・不安

乳酸菌生成エキスを勧めたり、さまざまな対策を目にします。

個人差があるので、違いはあると思いますが、**「アトピー・アレルギー対策に、食からのアプローチは腸内環境を改善する意味で大切」**です。

食からのアプローチに加え、運動で腸の動きをよくし、腸管のリンパ節を刺激することは、腸管免疫を向上するうえで効果的です。腹部を伸縮させたり、ひねったりするリンパトレーニングに加え、腹部を凹ませて腹圧を上げて腸を刺激するのがドローインです。8カウントで8つ数えながら息を吸い、8カウントかけて吐きます。ヘソを背骨に近づけるのがコツです。

リンパトレーニング ㉔

ベントオーバー

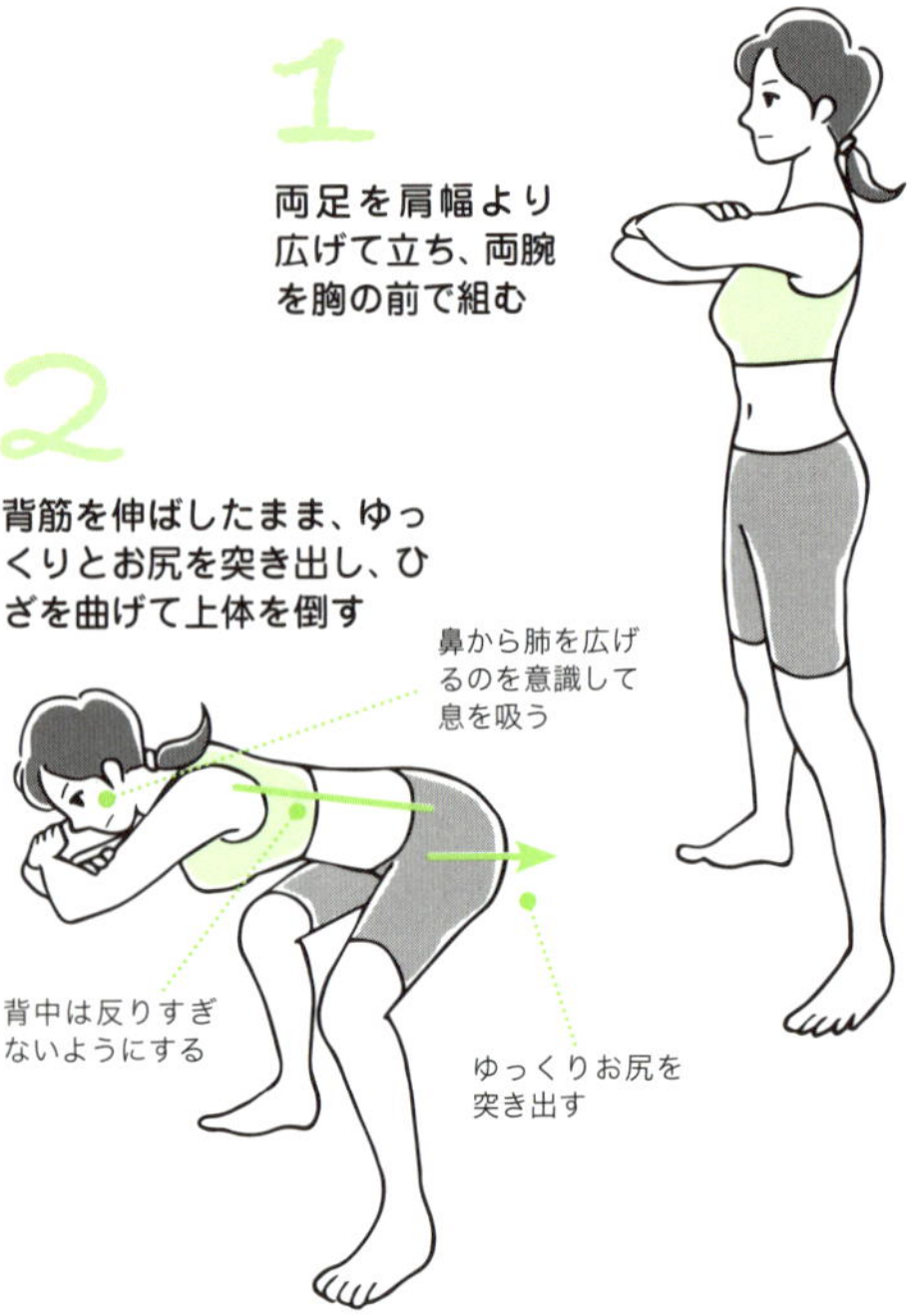
1
両足を肩幅より
広げて立ち、両腕
を胸の前で組む
2
背筋を伸ばしたまま、ゆっ
くりとお尻を突き出し、ひ
ざを曲げて上体を倒す
鼻から肺を広げ
るのを意識して
息を吸う
背中は反りすぎ
ないようにする
ゆっくりお尻を
突き出す

［不調6］

喘息

深い呼吸で喘息を改善して基礎代謝も向上させる

喘息は呼吸筋を鍛えて改善を目指します。1の姿勢から2の姿勢へと上体を倒すときに、横隔膜を上げて肋骨を広げ、鼻で息を吸ってください。肺を広げるのを意識しながら上体を倒します。ゆっくり練習してください。上体を前に倒すとき、肩甲骨が寄り、肩が上がるのを感じてください。背中は反りすぎずに、背筋が伸びる感じです。

しっかりと上体を倒して十分に息

3

上体をゆっくりと起こして、スタート姿勢に戻る

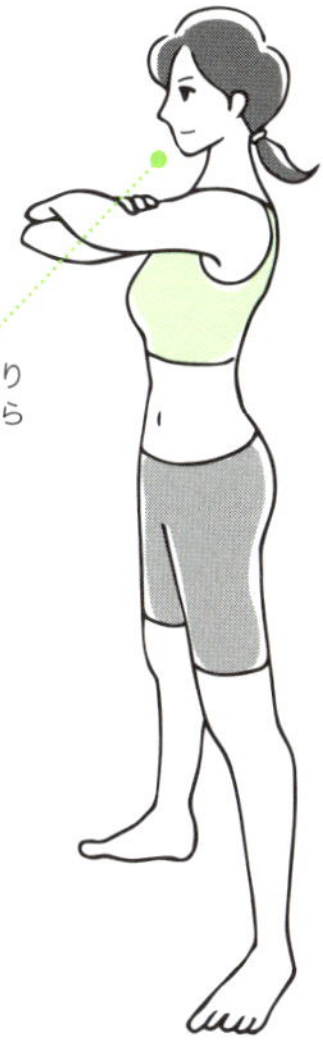
口からゆっくり
息を吐きながら
上体を起こす

Point

● 回数

適度にインターバルを挟みながら、ピッチアップ法で16回

● Power up ！

２の姿勢で２～４カウント息を止めると、より効果が期待できる

対処法

呼吸と運動をあわせて、呼吸筋を強化し、肺や気管支のリンパ節を活性化して、胸部のリンパの流れも促します

活性させるリンパ節

腹部リンパ節・鼠蹊部《そけいぶ》リンパ節

こんな不調にも

胸の痛み・腰痛・坐骨神経痛・脊柱管狭窄症・股関節痛・脚のむくみ

が吸えたら、口で息を吐きながら上体を起こします。お腹を引っ込めて息を完全に吐き切ってください。

普段から運動していない人は、心肺機能が衰えやすくなっています。心肺機能が衰えると、姿勢もねこ背になりがちです。「**ねこ背になると気管支が圧迫されて空気の通りが悪くなります。気管支が狭くなると息苦しさを感じることが多くなります**」。

ベントオーバーでねこ背を矯正し、しっかり呼吸をすることで呼吸筋を強化します。深い呼吸は基礎代謝も向上します。また、横隔膜を上げる感覚や肋骨を開く感覚、肺や気管支が広がる感覚をつかんで、肺や気管支のリンパ節を活性化しましょう。

ランジ

［不調７］

糖尿病

1

背筋を伸ばして、両足を肩幅ぐらいに広げて立つ

2

右足を前に踏み込む

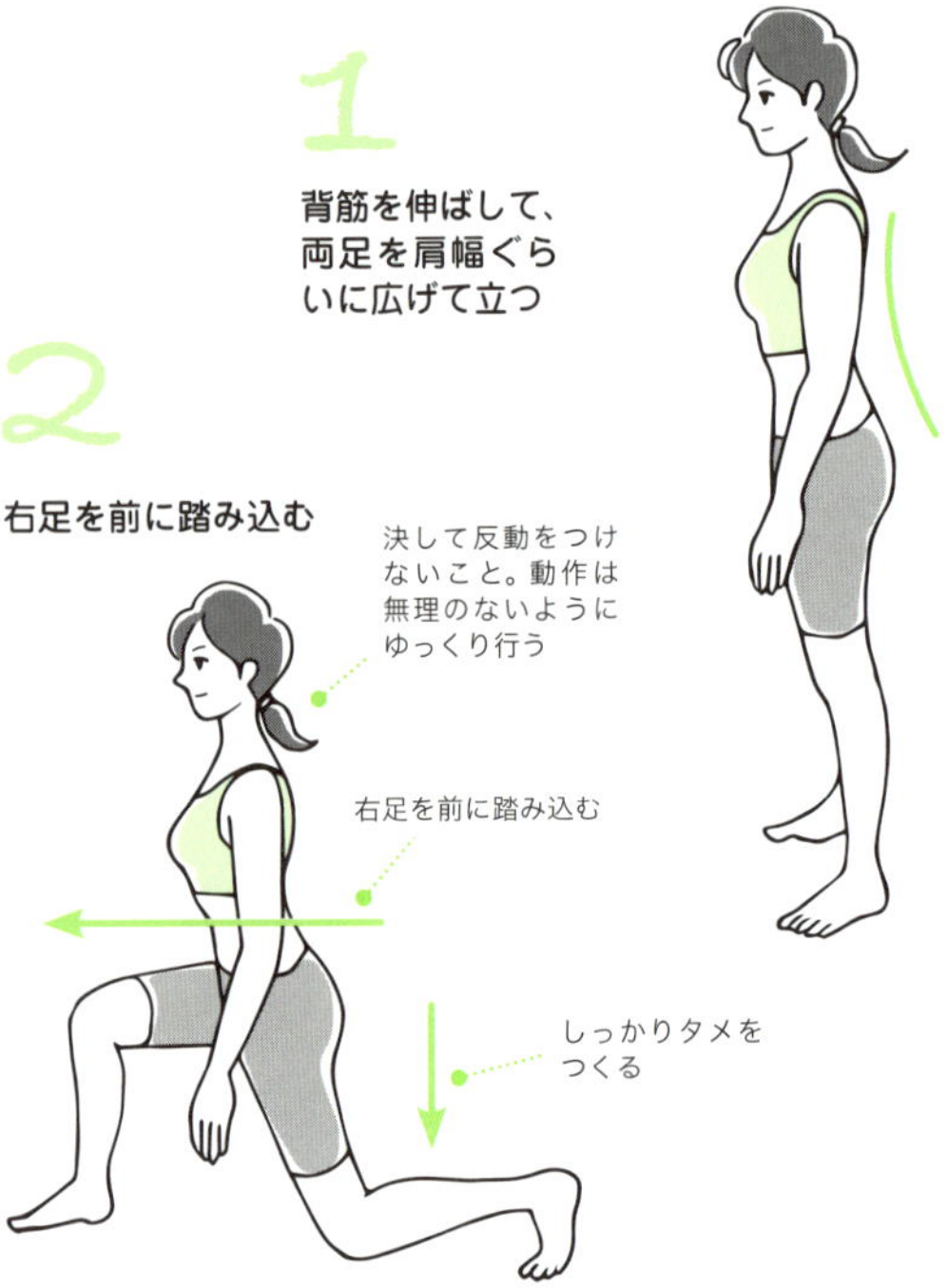
決して反動をつけないこと。動作は無理のないようにゆっくり行う
右足を前に踏み込む
しっかりタメをつくる

体を動かすことで血糖コントロールを改善する

糖尿病の人は、日常生活においてなるべく体を動かすことで血糖コントロールを改善することができます。プッシュアップ系・クランチ系など、1日数種類のリンパトレーニングをあわせることをお勧めしますが、あまり運動強度を上げすぎないように徐々に体を慣らしていってください。

ランジは、下半身の筋肉と体幹の筋肉を強化して、全身のリンパの流

3

右足を戻して
スタート姿勢に戻る

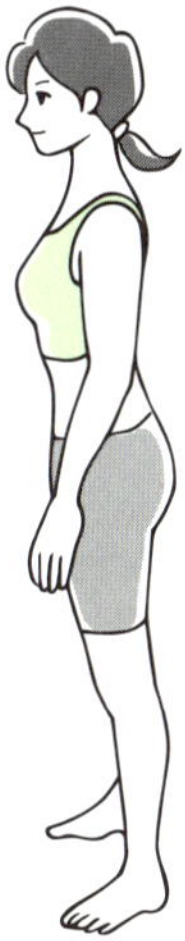

4

右足同様、左足を
前に踏み込む

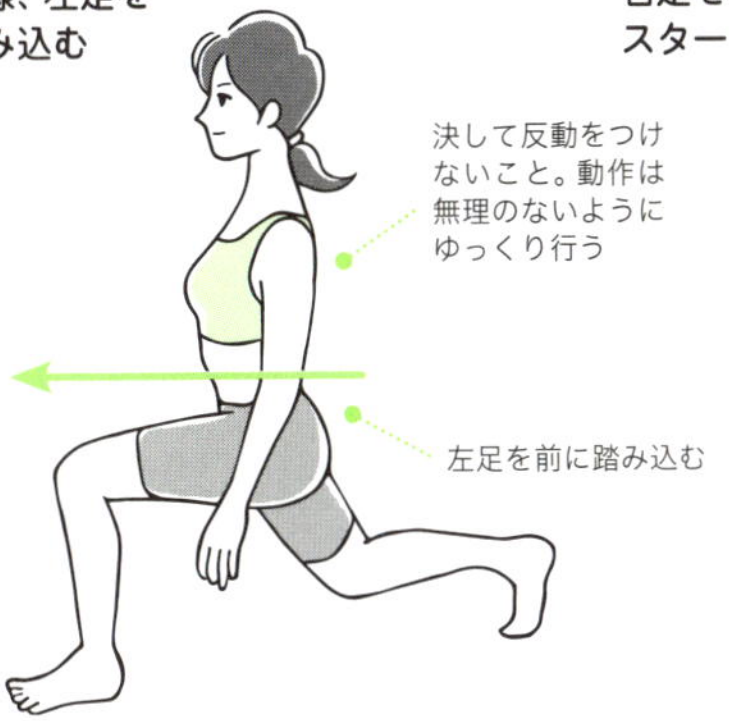

決して反動をつけないこと。動作は無理のないようにゆっくり行う
左足を前に踏み込む

Point

● 回数

適度にインターバルを挟みながら、ピッチアップ法で左右16回ずつ

● Power up !

2と4の姿勢でカウント静止すると、より効果が期待できる

● Easy !

足を90度まで曲げずに、踏み込む歩幅を狭くすると負荷が軽くなる

対処法

鼠蹊部リンパ節と体の深い部分のリンパ節を刺激し、血流を促して血糖コントロールの改善に役立ちます。

● 活性させるリンパ節

鼠蹊部《そけいぶ》リンパ節

● こんな不調にも

生理痛・更年期障害・不眠・喘息・アレルギー・花粉症・アトピー

れを促すことができます。体が左右にグラグラしないように体幹をしっかりさせてください。

「体幹を鍛えることで体の深い部分にあるリンパ節も活性化します」。

脚はしっかり前に踏み出すようにします。しっかりと踏み出すことで股関節が大きく動きます。

さらに深くひざを曲げることで太もものつけ根にあるリンパ節に力強くアプローチできます。しっかりタメをつくった状態から、脚をもとに戻し、脚全体の関節をポンプ代わりにリンパの流れを促します。

パワフルな全身運動なので、無理のないテンポで行ってください。

バックランジ

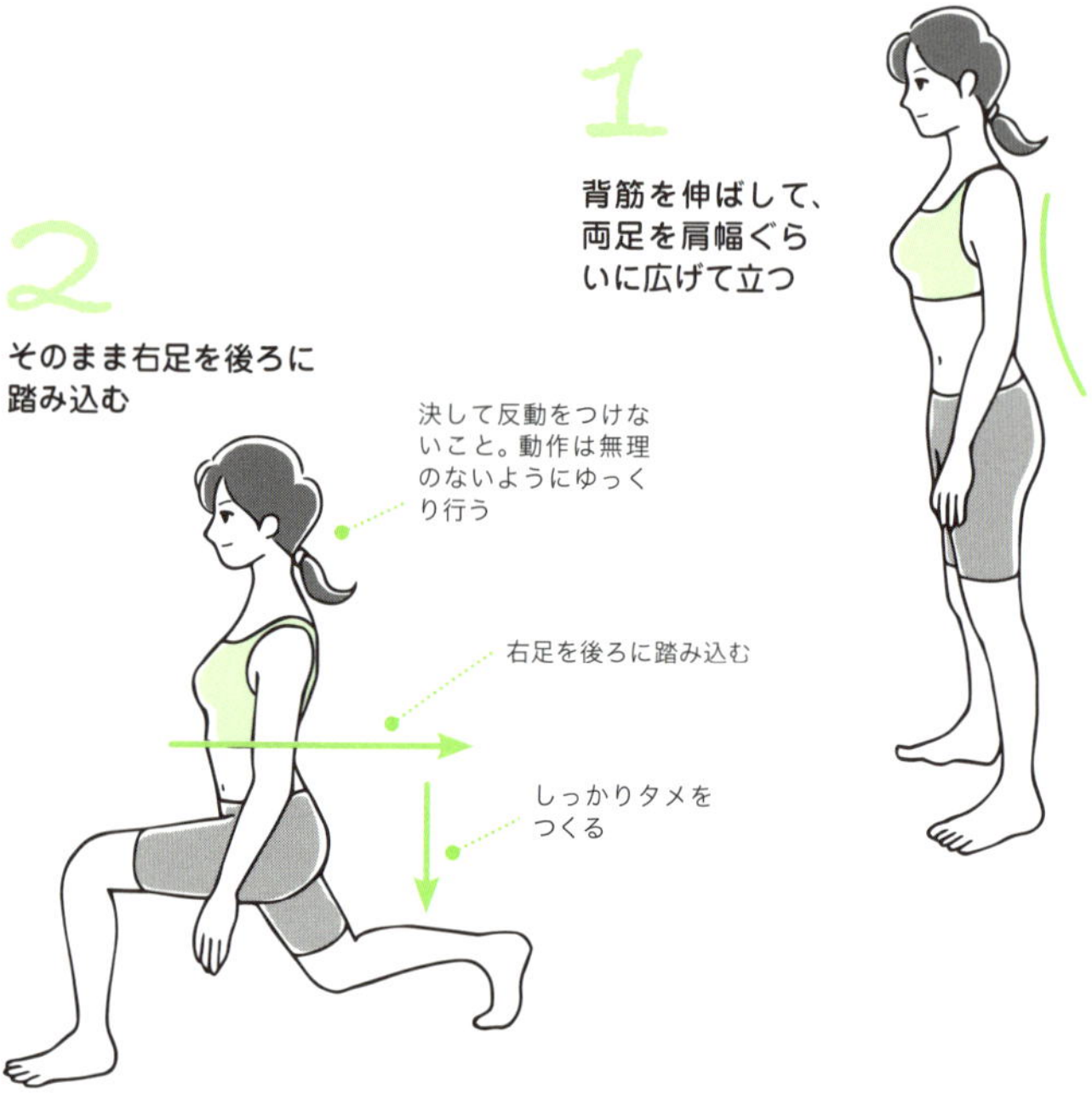
1
背筋を伸ばして、両足を肩幅ぐらいに広げて立つ
2
そのまま右足を後ろに踏み込む
決して反動をつけないこと。動作は無理のないようにゆっくり行う
右足を後ろに踏み込む
しっかりタメをつくる

慣れない動きを取り入れて全身運動

バックランジはランジと同じく、体幹をしっかりさせて行う全身運動です。ランジの場合は脚を前に出して腰を落とす動作が基本ですが、バックランジは脚を後ろに引いて腰を落とすので、ランジとは違った体の使い方になります。

脚を後ろに出すというのは日常生活の中ではあまりない動きなので、普段とは違う使い方で筋肉を動かすことになります。「**慣れない動きを運動の中に取り入れるのは、慣れた動きの中では、アプローチしにくい部位のリンパの流れを促すのに効果的**」です。

3

右足を戻して スタート姿勢 に戻る

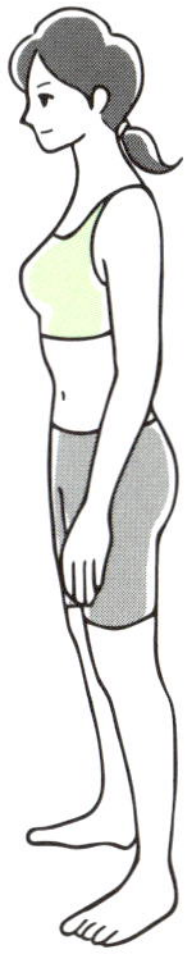

4

右足同様、左足を後ろに 踏み込む

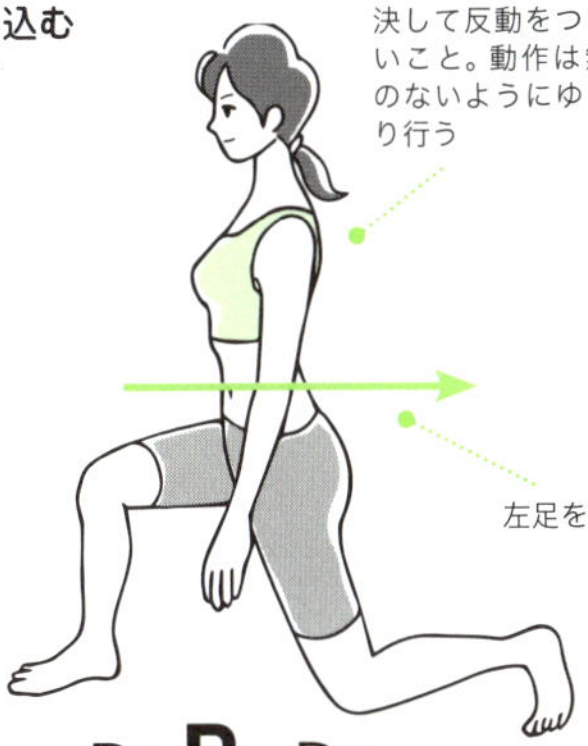
決して反動をつけないこと。動作は無理のないようにゆっくり行う
左足を後ろに踏み込む

Point

● 回数

適度にインターバルを挟みながら、ピッチアップ法で左右16回ずつ

● Power up ！

2と4の姿勢でカウント静止すると、より効果が期待できる

● Easy ！

足を90度まで曲げずに、踏み込む歩幅を狭くすると負荷が軽くなる

対処法

鼠蹊部リンパ節と体の深い部分のリンパ節を刺激し、血流を促して血糖コントロールの改善に役立ちます。

活性させるリンパ節

鼠蹊部リンパ節

こんな不調にも

生理痛・更年期障害・不眠・喘息・アレルギー・花粉症・アトピー

「リンパの流れを促すには決まった動きだけを延々と繰り返すよりも、さまざまな動きを取り入れながら運動することが大切」です。

脚の幅を変えたり、関節の角度を少し変えるだけでも、筋肉の伸縮のしかたが変わり、アプローチできる部分が変わってきます。

リンパは全身に網の目状に張り巡らされているので、いろいろな動き方で筋肉を伸縮させることで、幅広くより多くのリンパにアプローチすることができます。

さまざまなダンスや舞踊、武道、体操など、多彩な動きも取り入れ、リンパの流れを促し血糖コントロール改善を目指してください。

ダイヤモンドプッシュアップ

［美容1］ バストアップ

1 ひざつきプッシュアップ（66頁参照）の姿勢で、両手の人差し指と親指で菱型をつくって胸の前に置く

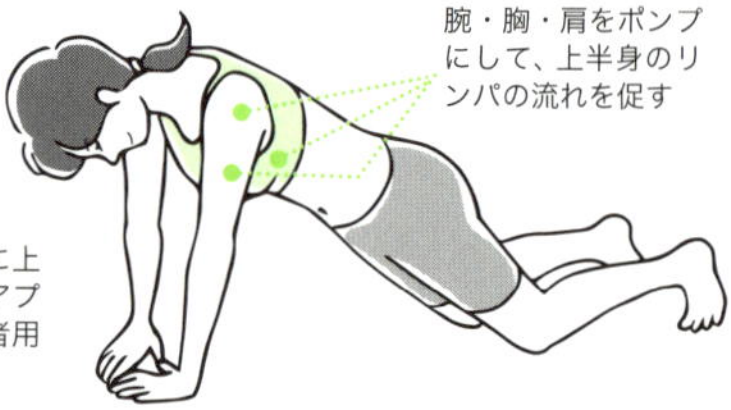
腕・胸・肩をポンプにして、上半身のリンパの流れを促す
非常にパワフルに上半身のリンパにアプローチする中級者用トレーニング

対処法

両手の人差し指と親指で菱形（ダイヤモンドの形）をつくり、胸の前に置きます。

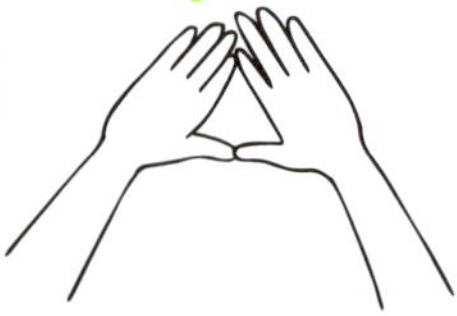

大胸筋を寄せて上げる

ダイヤモンドプッシュアップは、筋力が必要になりますが、大胸筋をしっかり寄せて隆起させながら収縮させるので、バストアップに最適なトレーニングです。

腕の力が足りない人はその状態のまま静止して、胸の筋肉の内側に意識して力を入れてください。8カウント静止できるようになれば、次は16、24カウントと静止する時間を伸ばしていきます。その間、腰が反っ

2

肩甲骨を寄せて、胸が床につく寸前までひじを曲げる。鎖骨下リンパ節や胸部もしっかり刺激されるので、バストアップにアプローチできる

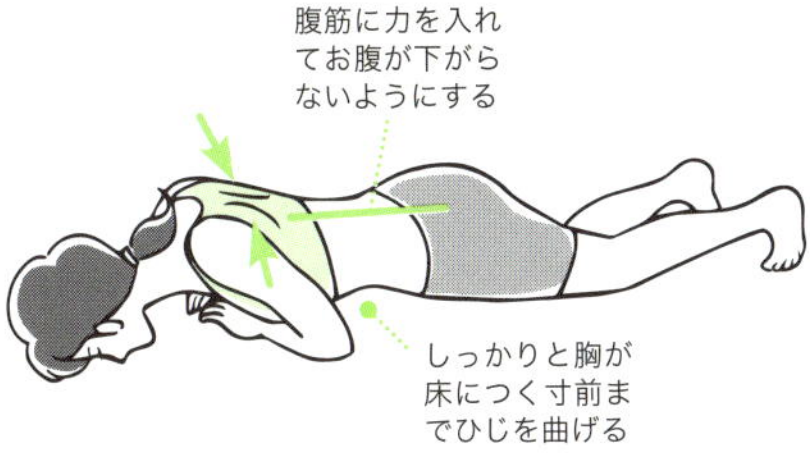
腹筋に力を入れてお腹が下がらないようにする
しっかりと胸が床につく寸前までひじを曲げる

3

ひじを伸ばして、スタート姿勢に戻る

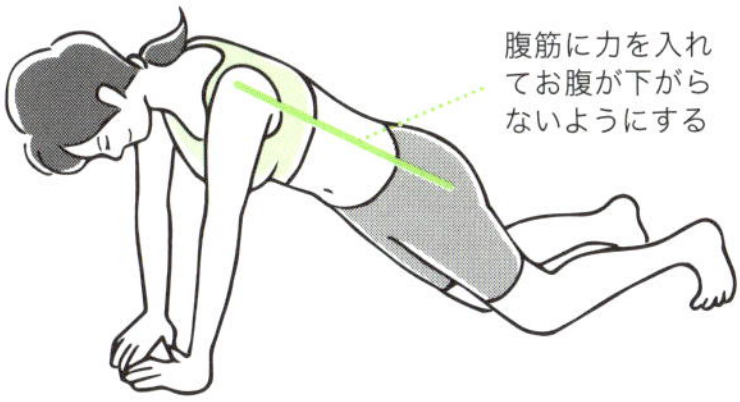
腹筋に力を入れてお腹が下がらないようにする

Point

● 回数

適度にインターバルを挟みながら、ピッチアップ法で16回

● Power up ！

床にひざをつかずに伸ばしたまま行うと、より負荷がかかる

● Easy ！

腕の筋力がきついと感じたら、ひざを直角に曲げて、四つん這いの姿勢ではじめると腕の負担が減る

⇨⇨⇨ 対処法

鎖骨と肩甲骨、腕の関節を動かして胸の筋肉を内側に引き上げ、胸全体のリンパの流れを促します。

活性させるリンパ節

鎖骨下リンパ節・腋窩リンパ節

こんな不調にも

頭痛・首の痛み・肩こり・四十肩・五十肩・背中の痛み・胸の痛み・手の冷え・緊張・イライラ・不安

てお腹が下がらないように腹筋にも力を入れておくことで、体幹も鍛えることができます。

　静止で1分できるようになるのを目標にがんばってください。

　少しでもひじを曲げることが可能な人は、少しずつひじを曲げていって胸を床に近づけるように努力してください。二の腕の筋肉（上腕三頭筋）が伸縮してリンパの流れが促され、二の腕のたるみが解消できます。

　ひじをしっかり曲げることができる人は、ひじを伸ばすときになるべく腕の力ではなく、胸の筋肉を内側に寄せて隆起させるように力を入れてください。

リンパトレーニング ㉘

ヒップリフト

［美容2］ ヒップアップ

1 仰向けになり、ひざを立てて寝る

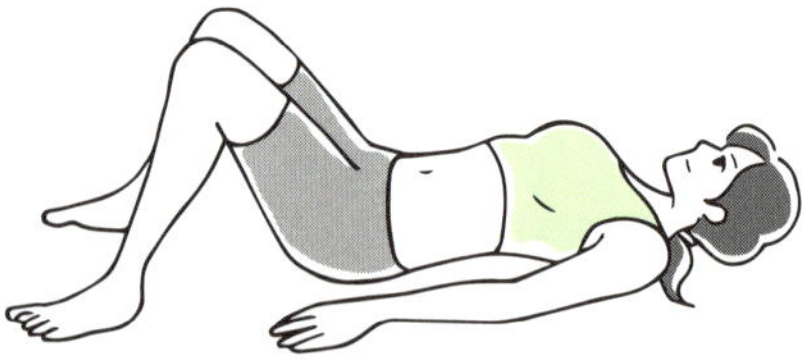

2 そのままゆっくりと背中と太ももが一直線になるまで腰を上げる

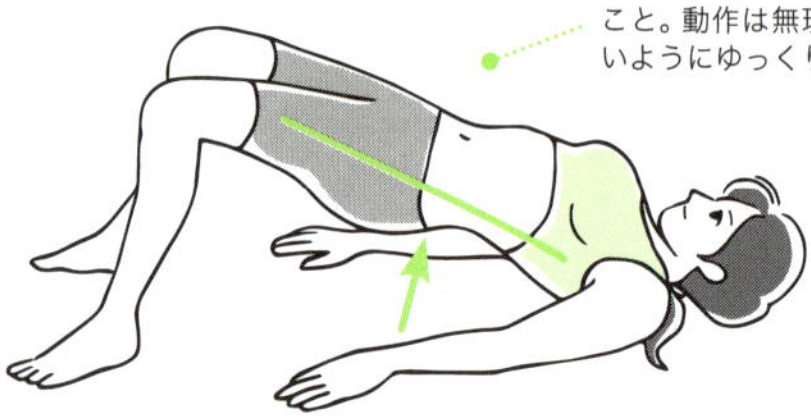
決して反動をつけないこと。動作は無理のないようにゆっくり行う

むくみを取ってヒップアップする

お尻の筋肉は使わないとたるみます。加齢による筋肉の衰えと骨盤周りのむくみが原因で、お尻全体がやわらかく冷たくなり、太ももの つけ根に向かって下がってくるのです。

ヒップリフトでは股関節を動かし、骨盤周りの筋肉を伸縮させて、骨盤内のリンパの流れを促します。腰を上げるときに肛門周りの骨盤底筋を引き締めるとお尻の筋肉が隆起します。「**股関節を大きく動かすので、む**

3
ゆっくりと腰を戻しながら、床につく寸前で止めて繰り返す

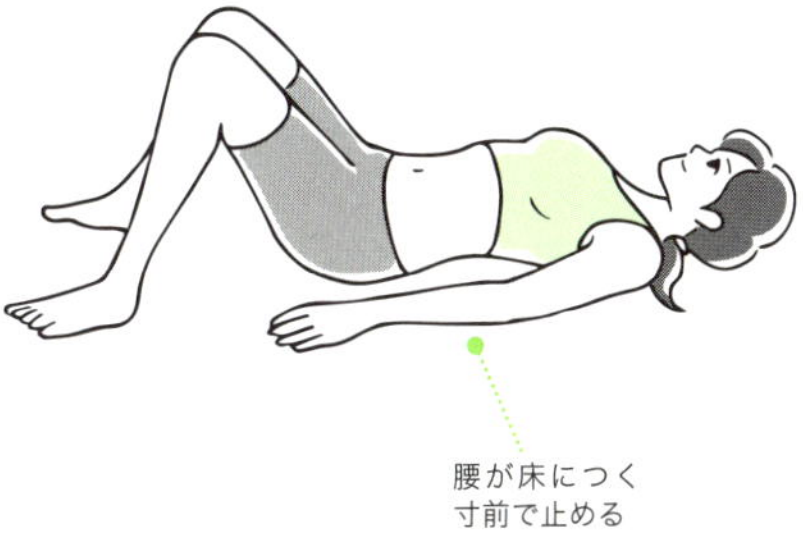

Point

● 回数

適度にインターバルを挟みながら、ピッチアップ法で16回

● Power up ！

2の姿勢で8カウント静止すると、より効果が期待できる

対処法

衰えがちなお尻の筋肉を鍛えて隆起させます。股関節を動かし、骨盤底筋を引き締めてむくみを解消しながらヒップアップ

活性させるリンパ節

腹部リンパ節・鼠蹊部リンパ節

こんな不調にも

坐骨神経痛・股関節痛・脚のむくみ・生理痛・更年期障害・不妊症・子宮筋腫・頻尿・精力減退

くみも取れてヒップアップします」。

はじめは腰を上げるのに8カウント。このときにしっかり骨盤底筋を引き締めてお尻にくぼみをつくるように力を入れます。このリンパトレーニングはヒップに効くトレーニングなので、「**脚の力ではなくお尻の筋肉で腰を上げる**」ようにします。

そこから8カウントかけて腰を下ろしていきますが、お尻が床につく寸前で止めて、再度腰を上げてください。4回上下させたら、次は半分の4カウント、2カウント、1カウントと半分のカウントで4回ずつ腰を上げ下ろししていきます。腰を上げた状態で8カウント静止すれば、さらに効果が期待できます。

リンパトレーニング 29

ナロウプッシュアップ

〔むくみ1〕手のむくみ

1 ひざつきプッシュアップの姿勢で手を肩幅まで狭めて床に置く

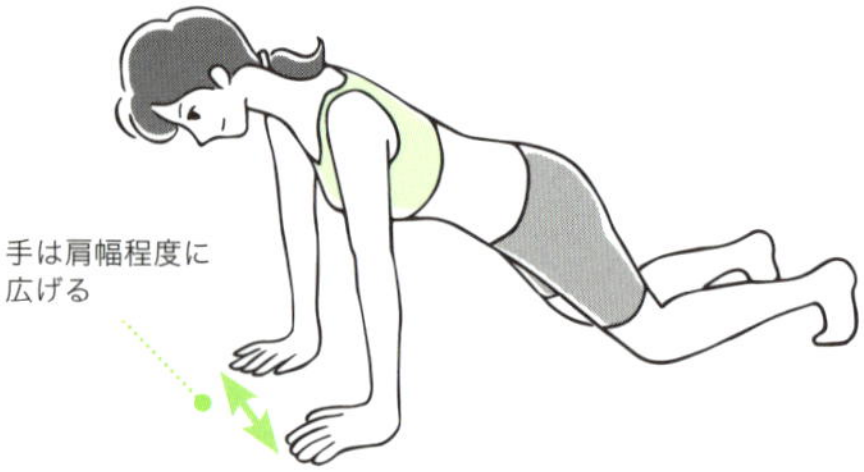
手は肩幅程度に
広げる

2 肩甲骨を寄せて、胸が床につく寸前までひじを曲げる

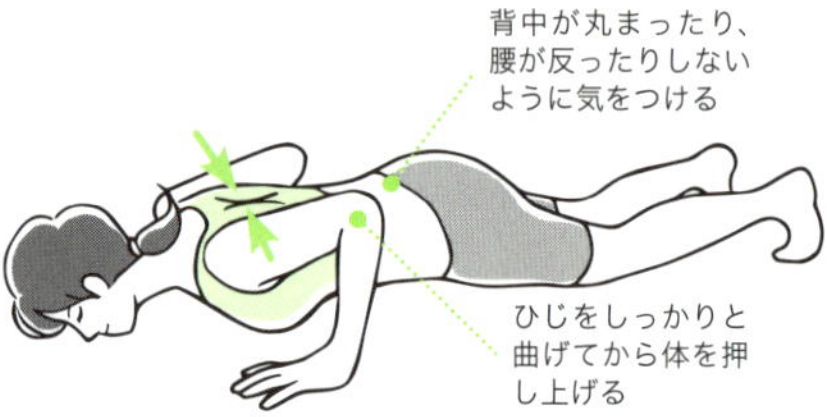
背中が丸まったり、
腰が反ったりしない
ように気をつける
ひじをしっかりと
曲げてから体を押
し上げる

腕のリンパの排水路を太くすればむくみは取れる

このプッシュアップは、手の幅を狭めて腕を曲げ伸ばしすることで、腕のリンパの排水路を太くするトレーニングです。**「腕の関節がポンプ代わりに機能するので、腕を曲げるときはしっかりとコンパクトに腕を折りたたむ」**ようにしましょう。

最初にプッシュアップの姿勢をとり、手の幅を肩幅まで狭めます。そこからゆっくりとひじを曲げて胸を床に近づけていきます。腕の力が弱

3

ひじを伸ばして、
スタート姿勢に戻る

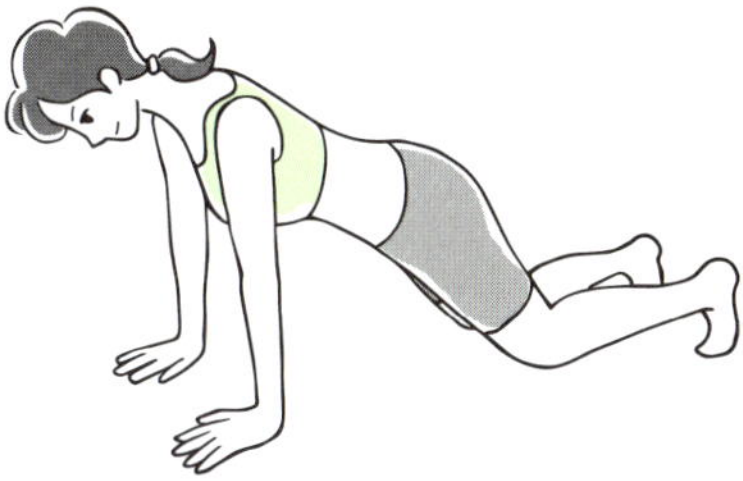

Point

●Power up！

2の姿勢で8カウント静止すると、より効果が期待できる。
床にひざをつかずに伸ばしたまま行うと、より負荷がかかる

●Easy！

腕の筋力がきついと感じたら、ひざを直角に曲げて、四つん這いの姿勢ではじめると腕の負担が減る

対処法

腕をコンパクトに曲げ伸ばしすることで、腕がポンプの役割を果たし、腕のリンパの流れがよくなります。

活性させるリンパ節

鎖骨下リンパ節・腋窩リンパ節

こんな不調にも

頭痛・首の痛み・肩こり・四十肩・五十肩・背中の痛み・胸の痛み・手の冷え

い人は四つん這いの姿勢からはじめてもかまいません。逆に、効果を上げる場合はひざをつかないようにします。床に胸、もしくはアゴが近づいたらいったん静止して、そこから脇を締めて腕の力で胸を引き上げてください。ひじが伸びきったら脇を十分に絞り切って、二の腕の筋肉（上腕三頭筋）を収縮させて、腕のリンパの排水口である脇の下のリンパ節を活性化させてください。

手のむくみは腕のリンパの滞りが原因で起こります。腕のリンパの排水路は腕の内側から脇の下に向かって流れています。コンパクトに腕を曲げ伸ばしして、滞っているリンパを押し出してください。

リンパトレーニング ㉚

サイドランジ

［むくみ 2 ］ 足のむくみ

1

背筋を伸ばして、両足を肩幅ぐらいに広げて立つ

2

そのまま左足を肩幅の２倍ぐらいの幅になるように横に踏み込む

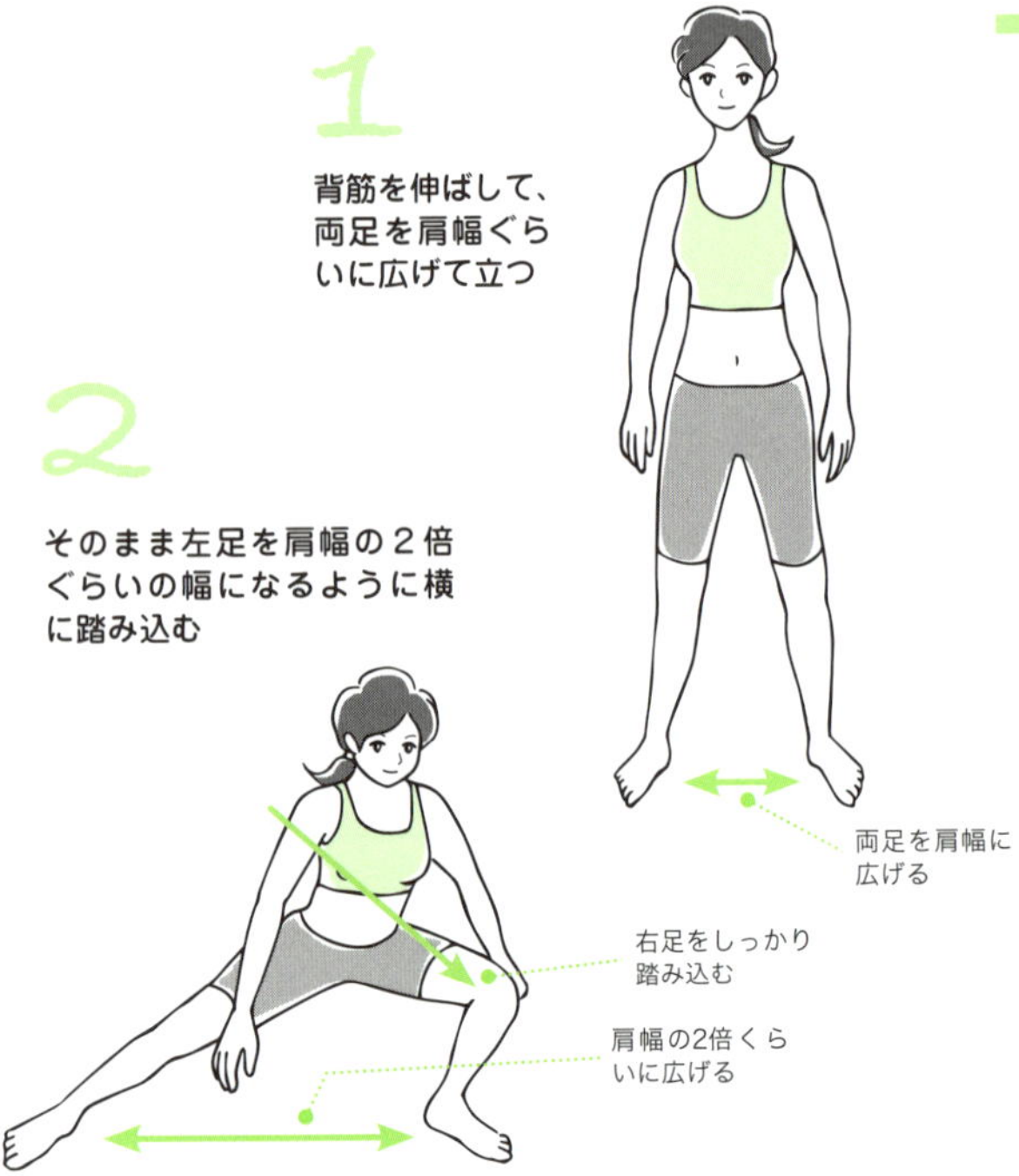

両足を肩幅に広げる
右足をしっかり踏み込む
肩幅の2倍くらいに広げる

股関節をポンプにしてむくみを取る

足のむくみは足の筋肉の衰えと、日常生活の中で関節を大きく動かさないことで、足がポンプの役割を果たさなくなって起こります。

「足のむくみを解消するには足の筋肉を強化することと、股関節を大きく動かすことが大切」です。

主に、スクワット系のリンパトレーニングでむくみを解消することができます。サイドランジに加えて、通常のスクワットやワイドスクワッ

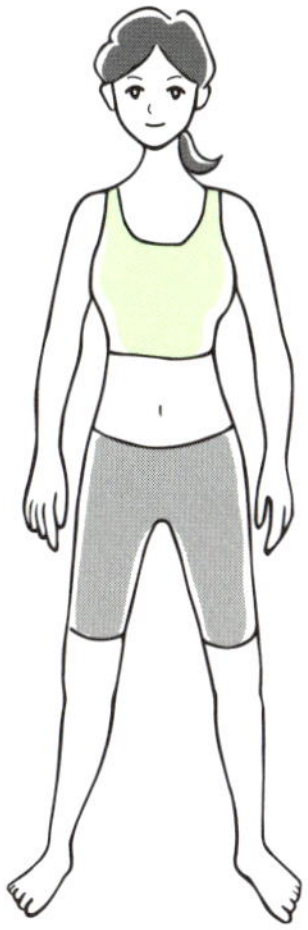

3

スタート姿勢に戻り、
右足を踏み込む

Point

- **回数**

適度にインターバルを挟みながら、ピッチアップ法で左右16回ずつ

- **Power up ！**

2の姿勢で8カウント静止すると、より効果が期待できる

対処法

股関節をポンプ代わりに太ももの付け根のリンパ節を活性化し、脚部全体のリンパの流れを促します。

活性させるリンパ節

鼠蹊部《そけいぶ》リンパ節

こんな不調にも

坐骨神経痛・脊柱管狭窄症・股関節痛・脚のむくみ・生理痛・不妊症・子宮筋腫・足の冷え

ト、ランジ、バックランジ、カーフレイズなどのトレーニングも有効です。

日常生活の中で階段を1段飛ばしで上るのもいいでしょう。エレベーターやエスカレーターをなるべく利用せずに階段を上り下りすることを日課にしている人も多いですが、できれば股関節が大きく動くように1段飛ばしで上るのが効果的です。そのほうが心肺機能も強化されて、全身のリンパの流れが促せます。

ただし、階段を下りるときは気をつけてください。無理して1段飛ばしで下りるのは危険です。1段飛ばしは上るときだけにしてください。

ダイブボンバープッシュアップ

1 ひざつきプッシュアップ（66頁参照）の姿勢から、お尻を上げてひざを伸ばす

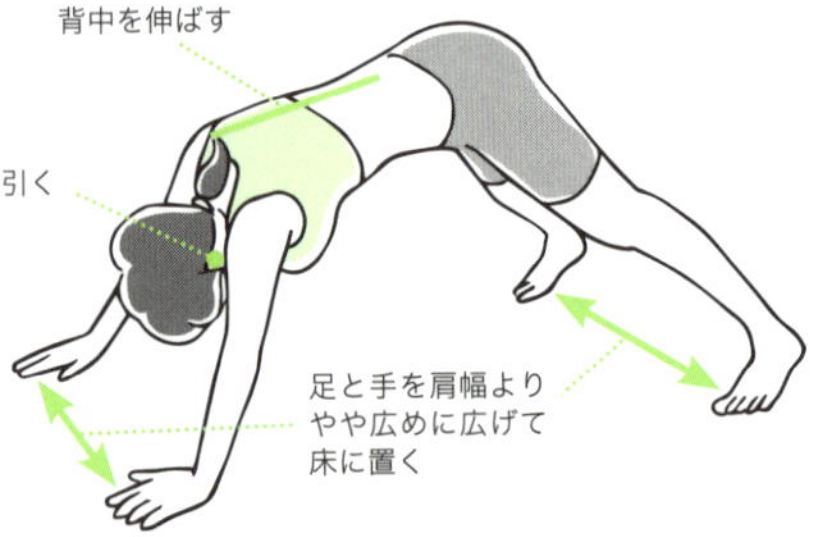
背中を伸ばす
あごを引く
足と手を肩幅よりやや広めに広げて床に置く

2 そのまま顔を床に近づけていく

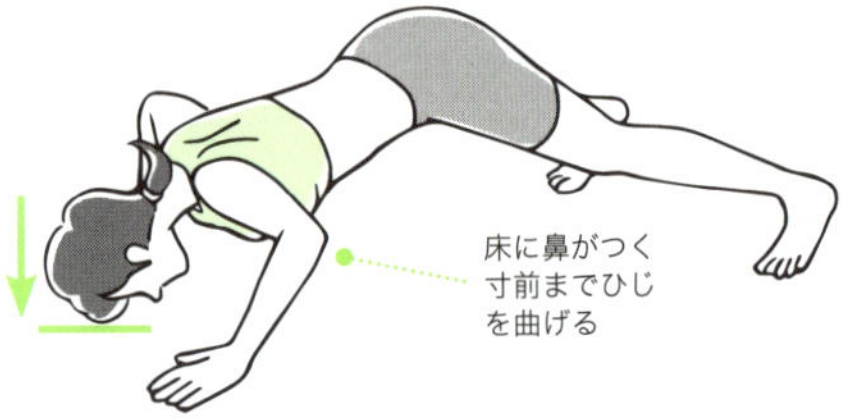
床に鼻がつく寸前までひじを曲げる

［むくみ3］背中のむくみ

内臓の疲れやストレスが背中のむくみになる

背中は内臓の疲れ方でむくむ場所が変わります。「**胃腸にストレスが多い人や調子が悪い人は肋骨から下がむくみやすく、解毒の臓器に負担がかかっている人は中背部がむくみやすく、運動不足で心肺機能が衰えている人や寝不足の人は肩甲骨から上の上背部がむくみやすい**」です。

このように、背中は内臓の状態を反映していることが多く、「**内臓の疲れやストレスは背中の張りや痛みと**

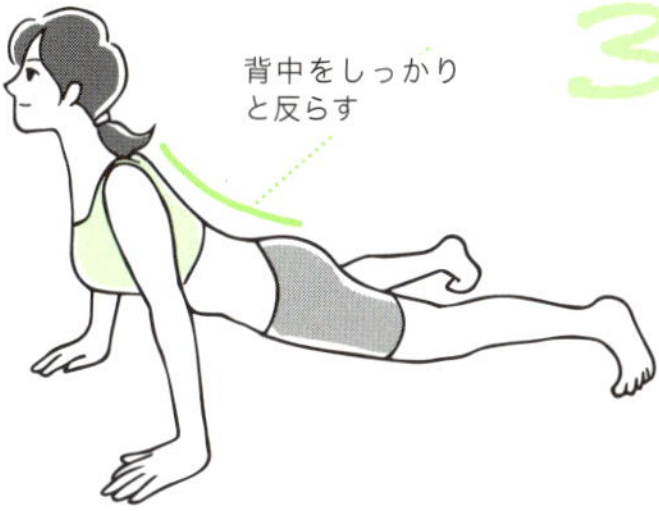
背中をしっかり
と反らす

**3 ひじを伸ばしながら
体を前に押し出す**

**4 体が通過した軌道を通って、
鼻を床に近づける**

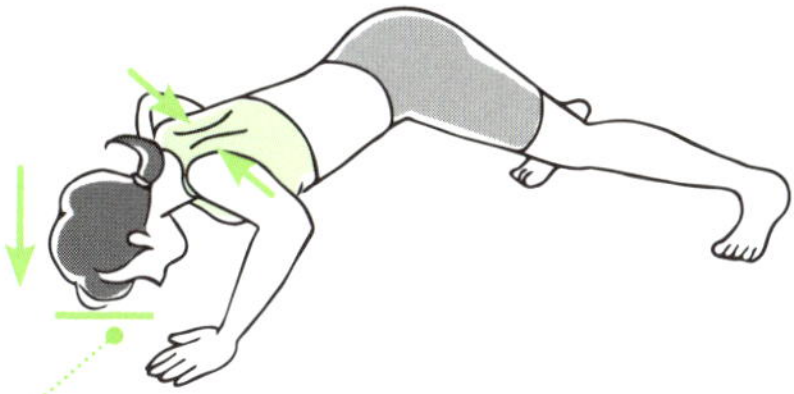
床に鼻がつく
寸前までひじ
を曲げる

**5 そのまま一気に
スタート姿勢へ戻り、
1から5を繰り返す**

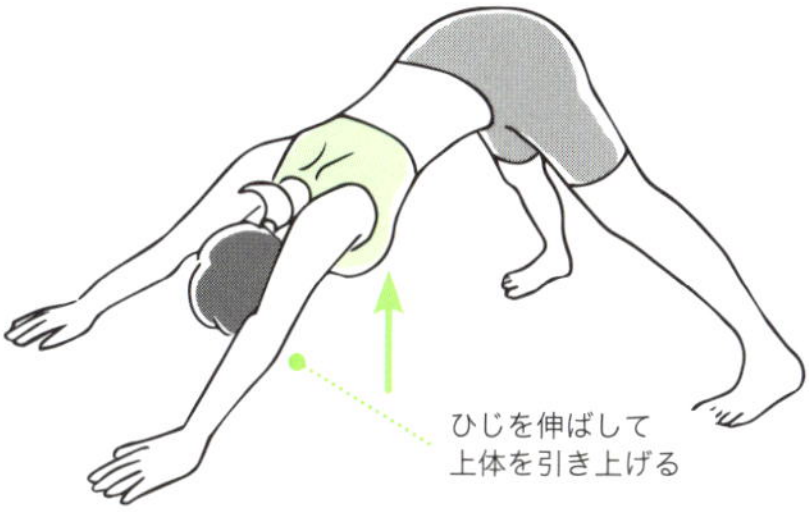
ひじを伸ばして
上体を引き上げる

Point

● 回数
適度にインターバルを挟みながら、ピッチアップ法で16回

● Power up !
1、3、5の姿勢で静止するとより効果が期待できる

● Easy !
腕の筋力がきついと感じたら、ひざを直角に曲げて、四つん這いの姿勢ではじめると腕の負担が減る

対処法

3の姿勢で背中をしっかり反らすことで、背中を収縮させて背中に滞っているリンパを押し出します。

活性させるリンパ節
鎖骨下リンパ節・腋窩リンパ節

こんな不調にも
頭痛・首の痛み・肩こり・四十肩・五十肩・背中の痛み・胸の痛み・手の冷え・緊張・イライラ・不安

なって出てきます」。

筋肉と違って内臓は鍛えることができません。一定期間断食して休ませることで回復させるのが1番です。逆に1番内臓に負担をかけるのが絶食後のドカ食いです。「**朝から何も食べずに夜を迎え、夜に大量の食物を内臓に放り込むと多大なストレスを与える**」ことになります。

リンパトレーニング ㉜

ハーフ・バーピー

［むくみ 4］全身のむくみ

1

腕立て伏せの
姿勢をとる

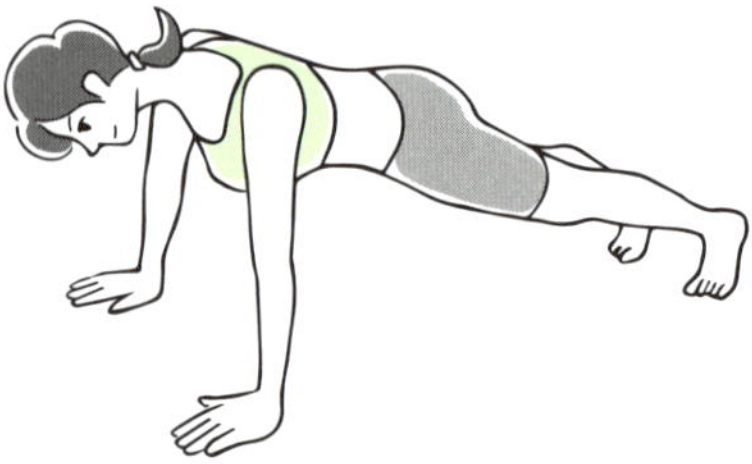

2

ひざを胸に近づける
ようなイメージで、
一気に両足を胸に引
き寄せる

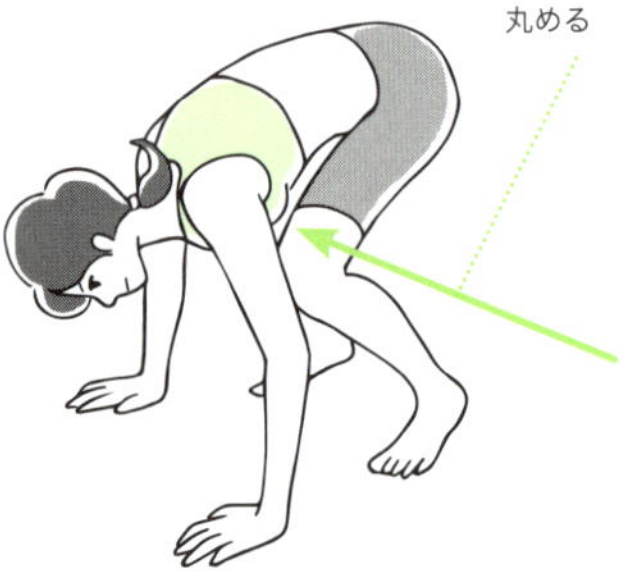
ひざやももを、グッと胸に近づけるように丸める

ダイナミックに全身のリンパを促す

「全身のむくみを取るには、全身の筋肉を一気に使う運動が1番」。コロンビア大学の生理学者により考案されたバーピージャンプは筋力を必要とする無酸素系のトレーニングでありながら、有酸素運動でもあります。全身のリンパの流れが著しく促進されて、脂肪燃焼効果も期待できるトレーニングです。

本書では、普段運動をしていない人にもできるリンパトレーニングと

3

両足を伸ばしてスタート姿勢に戻る

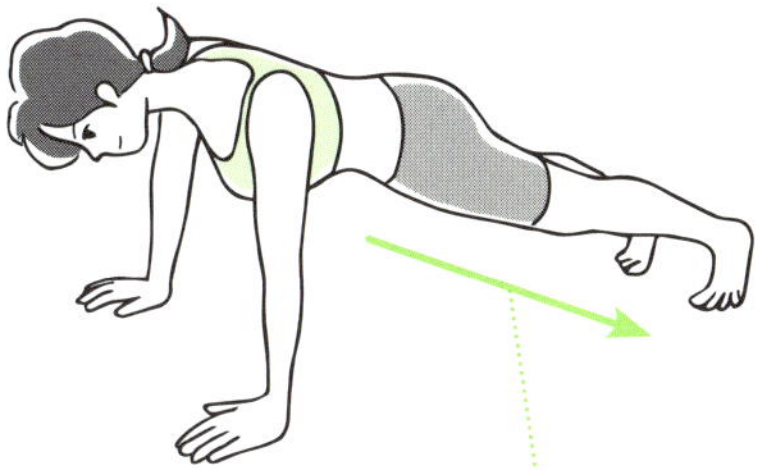

Point

● 回数
テンポよく10回×３セット

● Power up ！
インターバル無しで連続30回やるとより効果が期待できる

● Caution ！
勢いで足を手に近づけすぎて、前につんのめらないように気をつける

対処法

全身の筋肉を使って体を曲げ伸ばしすることで、全身をポンプ代わりにしてリンパの流れを促します。

活性させるリンパ節
腹部リンパ節

こんな不調にも
脚のむくみ・顔のむくみ・糖尿病・喘息・アレルギー・花粉症・アトピー・手の冷え・足の冷え・まだら冷え・緊張・イライラ・不安

して、ハーフバーピーを紹介します。

やり方は、まずプッシュアップの姿勢をとります。そこから両足で床を蹴り、ひざを胸まで近づけます。なるべく足が手に近づくように腹筋を使って足を手に引き寄せます。引き寄せたらすぐに両足で床を蹴ってもとの姿勢に戻ります。それを繰り返します。まずは10回・3セットを目指しましょう。

それができるようになったら、なるべくインターバルを挟まずに30回連続でできるようにがんばりましょう。そこから少しずつ回数を増やしていくと効果があがります。**「すべてのリンパトレーニングの締めに行うとより効果的」**です。

column

自分の体重を支えることができる最低限の筋力だけは維持しよう

筋肉の衰え ⇒ 自分自身の体重を支えられなくなる ⇒ リンパが滞る

筋肉の衰えにより、自分自身の体重を支えられなくなると、さまざまな痛みや不調が引き起こされます。

自分自身の体重を支えられない部位に負担がかかり、リンパも滞りやすくなります。リンパが滞ると冷えが生じて、関節や臓器に不調が生じます。

ジムに行ってトレーニングしなくても大丈夫

いろいろな運動器具やウエイトを使ったトレーニングも効果がありますが、不調や痛みの改善には自重トレーニングだけで十分です。

加齢により体重が増えるのに、筋肉が衰えていくことで関節や臓器に負担が増えます。まずは自分自身の体重を自分の筋肉でしっかりと支えられるようになることが大切です。

１つのメニューでいいから、毎日続けることが大切

普段、運動をしていない人が、本書で紹介しているリンパトレーニングをひと通りできるようになるには時間がかかると思います。

無理のない範囲で１日１～２種類をコンスタントにできるようにがんばってください。調子のいい日は４～５種類やってもいいでしょう。

１番よくないのは、運動する日よりも運動しない日のほうが多くなることです。休養は必要ですが、運動しない日が月に20日あったら効果は薄くなってしまいます。

もちろん、それでも運動をまったくやらないよりはましですが。

肝心なのは、１種類だけでもいいので毎日コンスタントに続けることです。

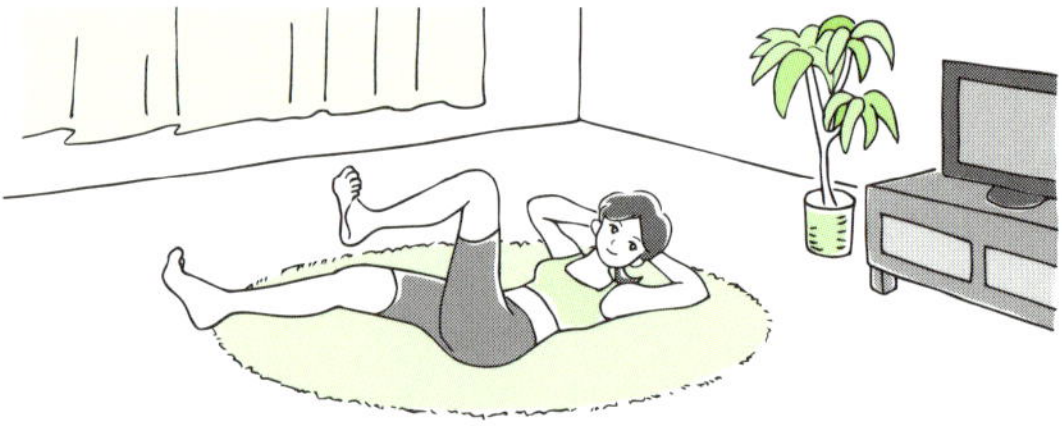

第4章

リンパを促す3つの要素 ③
［リンパエクササイズ］

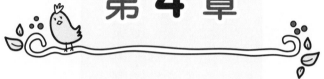

手のひらと体全体を使って流すリンパエクササイズ

「リンパエクササイズは、リンパをストレッチしながら手のひらと体全身を使って効果的にリンパの流れを促すためのエクササイズ」です。

動きの中で、皮膚が軽くストレッチされている感覚を感じながら手のひらでリンパを流します。ここで注意が必要なのは力加減です。

「手のひらだけで流しているという意識ではなく、体全身を使って流す」ことに注力します。もちろん腕に多少の力は入りますが、必要以上に腕だけに力を込めないようにします。腕だけの力で流そうとすると、プロの私でもすぐに疲れてしまいます。

まずは手のひらと肌に隙間がなくなるように、手のひらを皮膚に密着させてください。**「手のひらの温度を体の奥に浸透させていくように吸着」**させます。そして**「体をゆっく**

りと動かしながら、手のひらを進行方向に向かって推し進めてください」。

その際に自分の腕の重さや体重をうまく利用しましょう。手のひらに腕の重さや体重を乗せていく感じです。もしくは「**どんどん体の奥に向かって手のひらをやさしく溶け込ます**」ようなイメージです。

「**手のひらと皮膚の境目がなくなり、手で触れている部分の皮膚が、自分の手のひらに溶け込んでいくような感覚があればリンパは流れています**」。

ゆったりとした深い呼吸を意識して、手のひらも、皮膚もリラックスして、体全身を使ってリンパをリンパ節に向かって誘導してください。

リンパはリンパ節に集められ、最終的に血流に乗って体の外に排泄されます。

リンパエクササイズのやり方

1. 手のひらを体の奥に向かって溶け込ますようなイメージで
2. 動きの中で皮膚がストレッチされている感覚を意識する
3. 自然な呼吸でゆっくりとゆったりとした動作で行う

ビタミンを摂取してもサプリを飲んでも、リンパの流れが悪ければ意味がない

リンパトレーニングのあとはリンパエクササイズでもっと流す！

リンパトレーニングでリンパをストレッチしながら、関節や筋肉をポンプ代わりにリンパの流れを促したあと、この章でお話しする「**リンパエクササイズで直接リンパに触れることでリンパはさらに流れる**」ようになります。

またリンパトレーニング後にリンパエクササイズを行うことで、トレーニングで筋肉に蓄積した疲労物質をリンパに流し込むことができます。

運動からのリンパケアでケガを防ぐ！

もし運動だけやってリンパケアをしないでいると、筋細胞の発達が十分に促せません。

筋膜も癒着して、、関節も硬くなり、ケガにつながりやすくなります。

リンパを流せば、栄養素を効果的に取り込める

また、「**運動後に積極的に摂取したいビタミン・ミネラルなどの栄養素も、リンパの流れが悪いと末端の細胞まで十分に行き渡りません**」。

いくら高価なサプリメントやプロテインを飲んでも、効果的に細胞に取り込まれなければ、体を通過させているだけで排泄されてしまい、お金を垂れ流しているようなものです。

運動後のリンパケアがいかに大切か、理解していただけたでしょうか。

運動後はリンパケアが大切。ケアを怠ると大変！

1. 疲労物質も抜けにくい
2. 筋膜も癒着する
3. 関節も硬くなる
4. ケガをしやすくなる
5. 栄養が末端の細胞にまで行き届かなくなる
6. 筋細胞の成長も十分に促せない
7. 良質な骨格筋を育てることができない
8. 痛みと不調を引き起こす原因になる

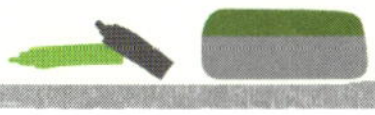

リンパエクササイズ ①

頭痛

【痛みと不調 1】 頭痛

こめかみから耳の後ろへ流す

こめかみの筋肉は左右どちらか一方が硬く盛り上がっているはずです。ストレスでこめかみの筋肉は硬く緊張するので、手のひらでやさしく押すようにします。緊張がひどければ、指先を使ってグリグリほぐしてあげることも効果的です。まずはこめかみの緊張を取り除きましょう。

こめかみはむくみやすいので、しっかりと手のひらをこめかみに吸着させます。力を入れすぎると手のひ

1

足を肩幅に開き、ひじを張った状態でこめかみに両手の手のひらをあてる

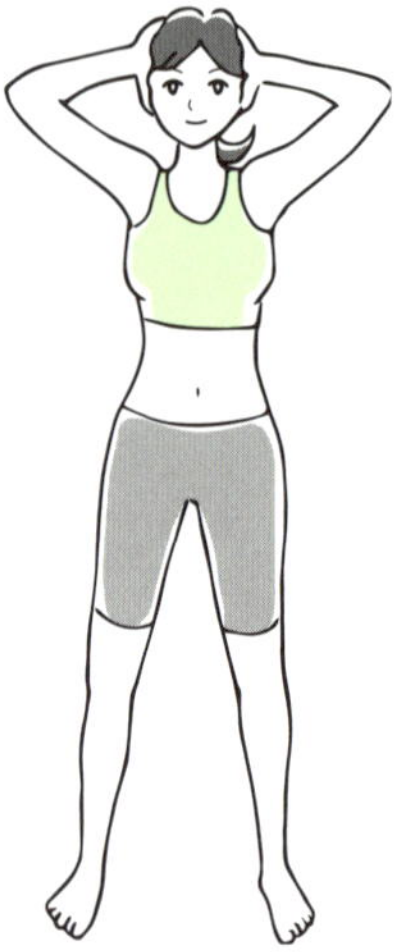

対処法

こめかみは、左右のどちらか一方が盛り上がっています。見ただけではわかりにくいので、指先で触れてみて、盛りあがっているほうをほぐします。

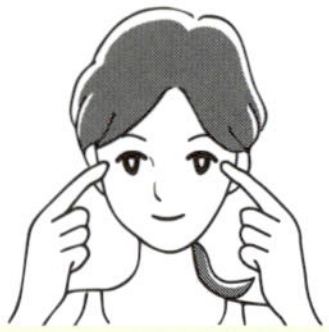

2

あごを引いていき、頭は下を向く。同時に軽くひじを閉じるようにして手のひらでこめかみを押し、1～2秒停止する

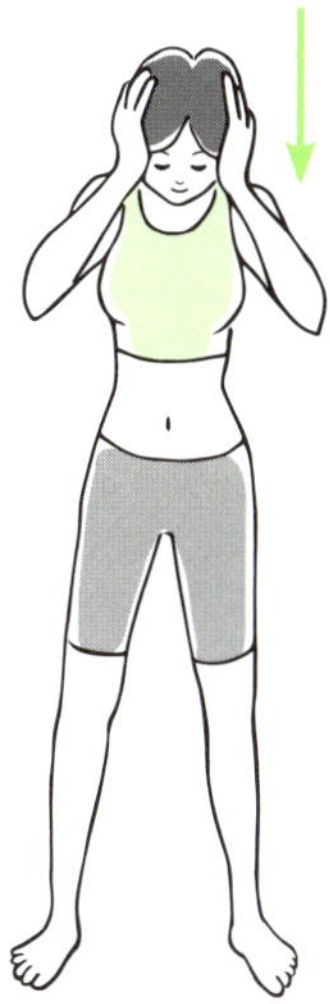

3

頭を上に向けながら、手のひらはこめかみから耳の後ろを通って、首の後ろ側から鎖骨へ流す

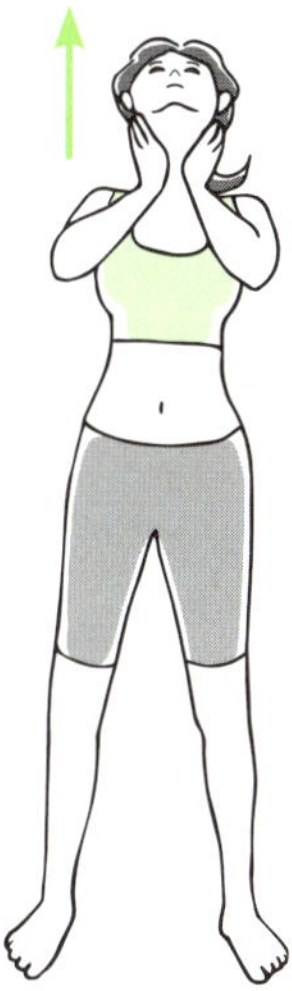

Point

● 回数

8カウントで3回流す

● CHECK ！

こめかみはむくみやすく、側頭筋という筋肉がついている。左右のどちらか一方がむくんでいることが多いので、しっかりと押してもみほぐす。こめかみを押すことで眼球への血流も促せる

らが緊張してぴったりと吸着しません。手首や手のひらは力まずに、手のひらをやさしく溶け込ますようなイメージで、ひじや体全身を使ってこめかみに吸着させます。

手のひらをしっかりと吸着させさえすれば、こめかみに溜まった余分な水分がゆるやかに押し出されるので、むくみは解消できます。そこから耳の後ろを通って、首からデコルテに向かってリンパを誘導します。上手に誘導できたら、まぶたのむくみも解消できます。眼球の血行もよくなり、視界がはっきり鮮やかになります。また、こめかみ部分の骨（蝶形骨）を圧迫することによって脳の血流も促され、頭痛解消につながります。

【痛みと不調2】

首の痛み（後ろ側）

あごを上げて、首の後ろの緊張を解く

首の後ろの筋肉の緊張を解くために、あごを上げて首の後ろの筋肉をゆるめましょう。首の後ろ側の皮膚がたるむように頭を後ろに反らします。それだけでも筋肉の緊張が緩和し、首の前側は伸ばされるので、リンパストレッチ効果があります。

その状態で後頭部に手のひらをあてます。少しあてにくい体勢ですが、ひじを上げるようにします。ひじを上げることで、わきの下のリンパ節

リンパエクササイズ②

首の痛み（後ろ側）

1

足を肩幅に開き、肩をすぼめてあごを上げ、首の後ろ側の頭蓋骨と首のつけ根に両手の手のひらをあてる

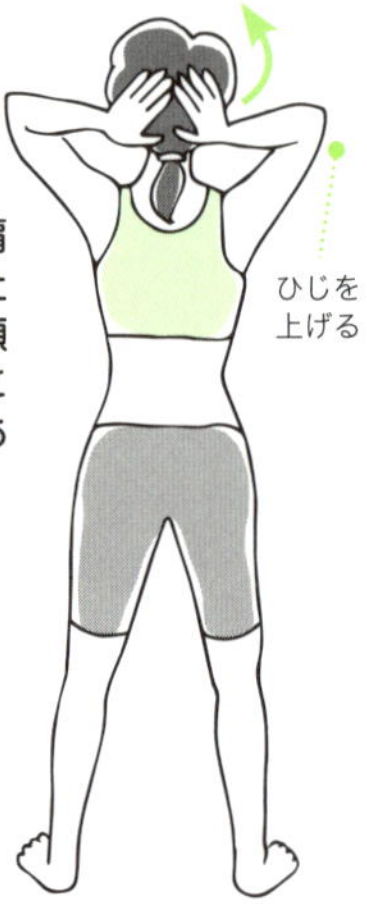
ひじを
上げる

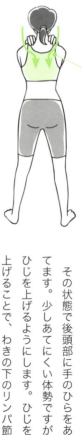

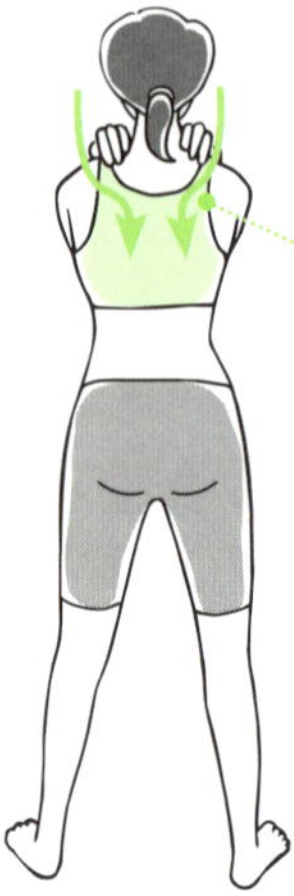
実際には鎖骨の外側に流すが、イメージは肩甲骨に流すようにする

2

そのままあごを引きながら、両手を首から肩まで流す

3

スタート姿勢に戻る

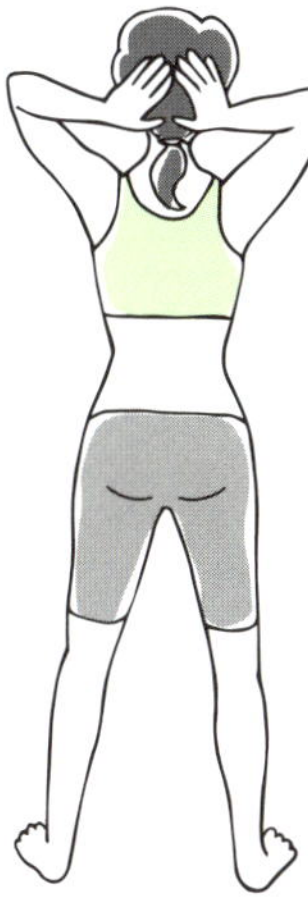

Point

●回数

8カウントで3回流す

●CHECK！

首の後ろ側はストレスで緊張しやすい場所。無意識に首の後ろ側を緊張させ続けていることが多く、あごをしっかり上げ下げしながら首の筋肉をストレッチする

対処法

首の後ろ側のリンパは、後頭部から肩甲骨に向かって流れています。手のひらでしっかり流します。

■活性させるリンパ節

頸部リンパ節

■こんな不調にも

頭痛・肩こり・めまい・耳鳴り・眼精疲労

もストレッチできるので、首から上のリンパが流れやすくなります。

ゆっくりあごを下ろしながら、手のひらで肩甲骨に向かってリンパを誘導しますが、肩甲骨に手のひらは届かないので、実際は鎖骨の外側に向かって流します。しかし、あくまでも肩甲骨に向かって（背中に向かってリンパを流し込む）流し込むイメージです。肩甲骨からわきの下にあるリンパ節に向かって、流し込むイメージで実践してください。

もちろん首の前側、デコルテに向かって流してもいいのですが、「**首の皮膚を前側に向かってたるませるとシワの原因にもなるので、あえて後ろ側に流します**」。

リンパエクササイズ ③

首の痛み（前側）

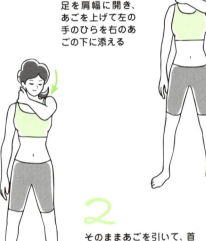

【痛みと不調3】 首の痛み（前側）

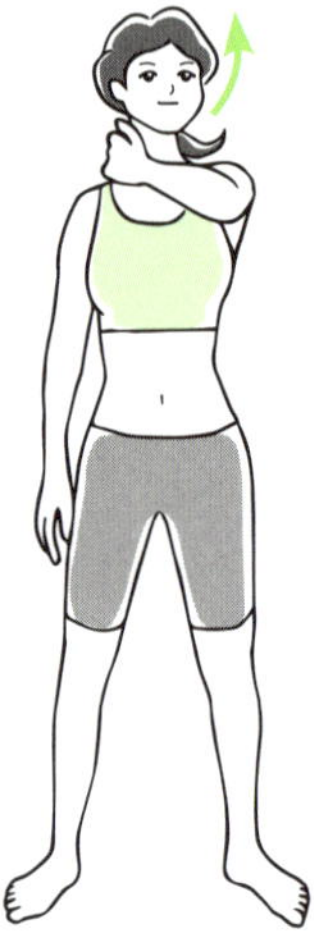

1

足を肩幅に開き、あごを上げて左の手のひらを右のあごの下に添える

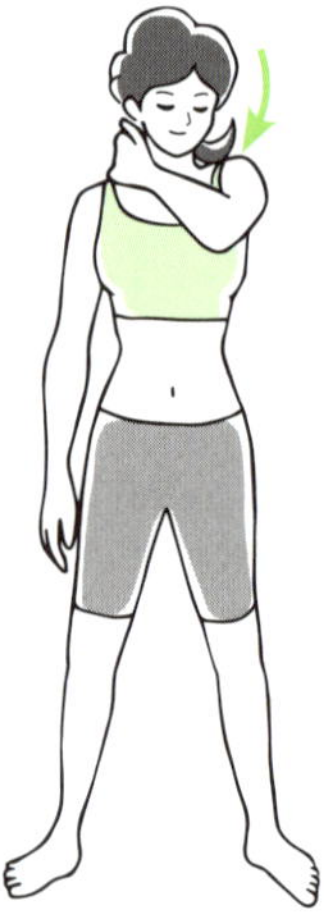

2

そのままあごを引いて、首の前の筋肉を左の手のひら全体でつかむ要領で、頸部リンパ節を押す

首の前側のリンパ節が顔や頭のリンパを流す

「首の前側のリンパ節（頸部リンパ節）は、顔や頭のリンパの排水管」です。首のリンパの詰まりがひどくなると、顎《がく》関節症、歯周病、突発性難聴、めまい、メニエール病、顔面神経麻痺、脳卒中、甲状腺などさまざまな不調や病気を引き起こす原因になります。

あごを上げてノド（気管）の横にある筋肉に、流す側と反対側の手のひらをあごの下に入れます。その周

3

あごを上げながら、つかんでいたリンパをゆるめ、デコルテまで左の手のひらで流す

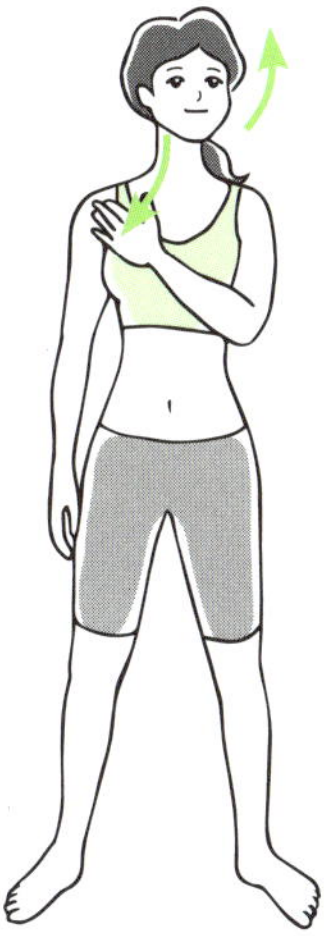

Point

● 回数

8カウントで左右3回ずつ

● CHECK ！

頸部リンパ節の前側は、顔のリンパが流れるルート。ここが詰まると顔のむくみが取れにくくなる。また甲状腺にも関連しているので、ホルモンバランスを整える意味でもしっかりとケアする。

対処法

首の前側のリンパは耳たぶのすぐ下から鎖骨に向かって流れています。手のひらでしっかり流します。

活性させるリンパ節

頸部リンパ節

こんな不調にも

顔のむくみ・顎関節症・めまい・耳鳴り・頭痛・肩こり

りにある首のリンパ節を活性化するためにあごを下ろしながら、首を手のひら全体でつかむようなイメージで押します。手のひらの力で押すというよりは、頭の重さを利用して軽く押し込むようなイメージです。

首のリンパ節を活性化してから、ゆっくりとデコルテに向かって手のひらでリンパを誘導します。痛みや不調の予防だけでなく、美容効果も高いエクササイズです。顔のむくみやあご下のたるみ、首のシワにもアプローチできます。

最近は「**携帯電話を枕元に置いて寝るなど、電磁波の影響で甲状腺のホルモンバランスを崩す人も多い**」ので、しっかりケアしてください。

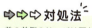

【痛みと不調 4】 肩こり

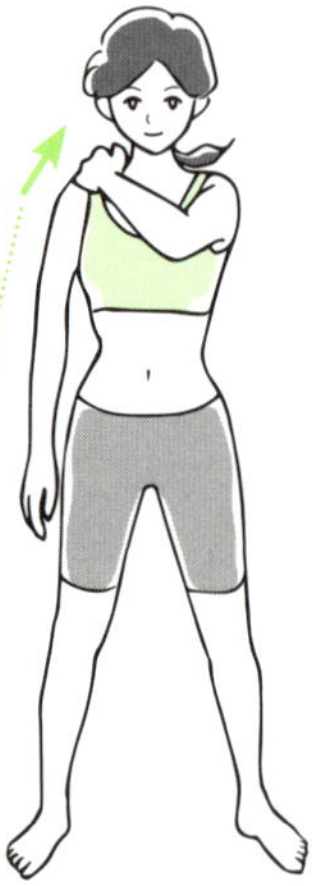

1

足を肩幅に開き、右の肩をすぼめて左の手のひらを肩にあてる

対処法

ケアする側の肩甲骨を斜め上に寄せて肩の筋肉（僧帽筋）をゆるませて、手のひらを添えます。

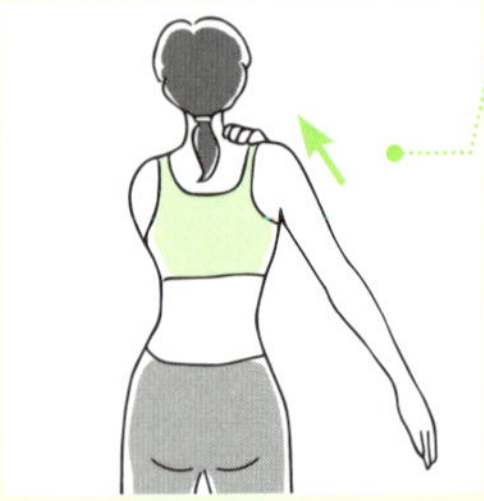

肩のリンパをストレッチして、わきのリンパ節を活性化させる

　このエクササイズのコツは、腕を動かしながら肩のリンパをストレッチし、わきの下のリンパ節を活性化することです。

　まず肩をすぼめて、肩の筋肉をゆるめます。その上に手のひらをあてて、すぼめた肩を開きながら肩から手首の外側に向かってリンパを流します。少し前かがみになって腕を下に下げながら流すと、肩のリンパもストレッチされて、流れやすくなり

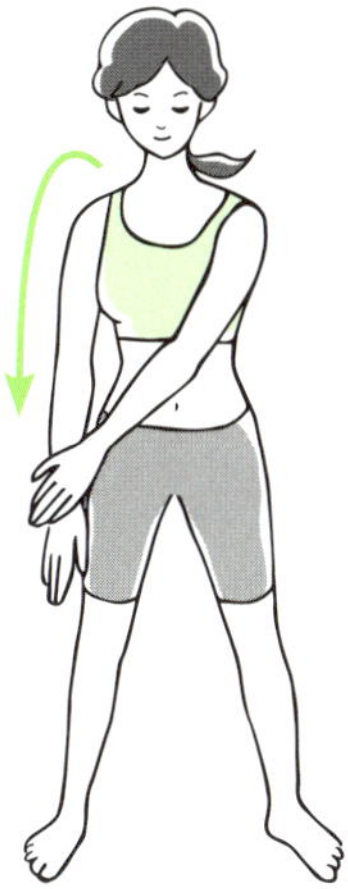

2

そのまま肩を下ろして、
左の手のひらを右手首に
向かって腕の外側を流す

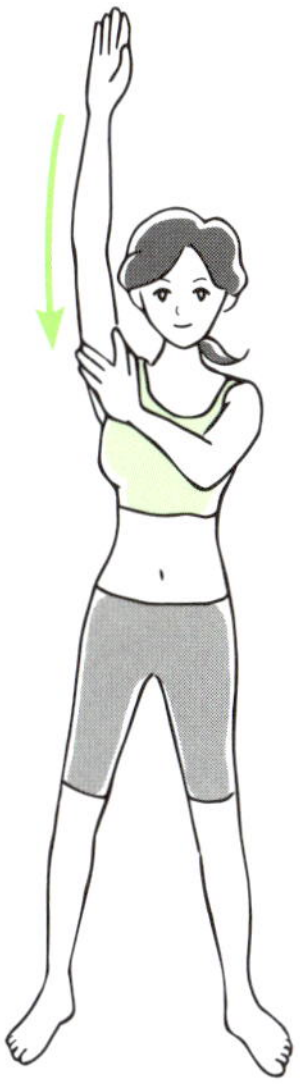

3

右腕を上げながら、腕の
内側をわきの下（腋窩リ
ンパ節）に向かって手の
ひらで流す

Point

●回数

8カウントで左右3回ずつ

●CHECK ！

肩こりは、腕の疲れやむくみで起こることが多い。腕は普段から酷使してしまう傾向にあるので、しっかりとリンパを流す。腕を上下させながらリンパを流すことで、腋窩リンパ節も刺激する

ます。手のひらで肩・ひじ・手首という関節を通ることで各関節にあるリンパ節も活性化されます。

次に、下ろした腕を上げながら、手首の内側からわきの下のリンパ節に向かってリンパを流します。腕を大きく動かすことで、リンパがストレッチされて流れやすくなります。肩のコリは腕の重みからきている場合もあるので、腕のリンパをしっかりわきの下のリンパ節に吸収させます。

長時間パソコン作業をしていると、前腕がうっ血し、肩こりが増します。ひじの内側にもリンパ節があるので、前腕のうっ血を解消させながらしっかり流し込みます。同時に腕のむくみも解消しましょう。

リンパエクササイズ
5

腰痛・精力減退

［痛みと不調5］腰痛・精力減退

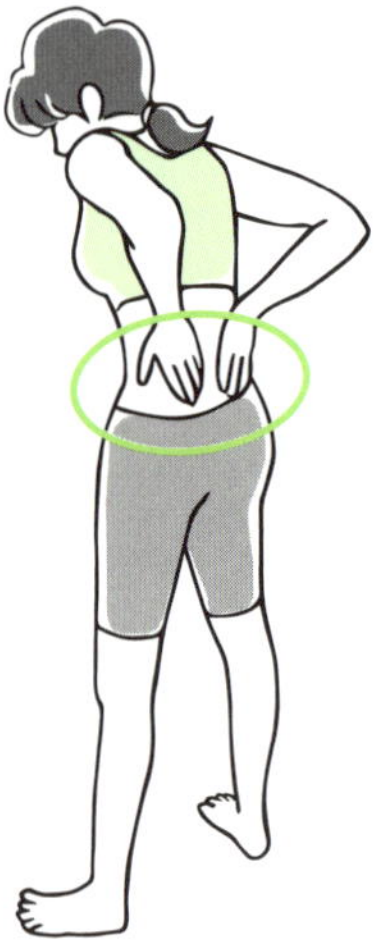

1
両足を肩幅に開いて、
手を腰にあてる

骨盤周りのリンパの流れが悪くなると、腰痛や精力減退になる

骨盤周りは人体で最もリンパが滞りやすい部位のひとつです。骨盤周りのリンパの流れが悪くなると、骨盤内の臓器が冷えます。

「**いくら骨盤矯正をしても、腰椎のゆがみを整えても、骨盤内のリンパが滞っていて冷えていると腰痛は改善しません**」。

同様に、生殖器の血流も悪くなり、精力減退につながります。「**腰痛も精力減退も骨盤周りのリンパの流れ**

2

腰を丸めながらひざを曲げて、手のひらをひざ裏まで流す

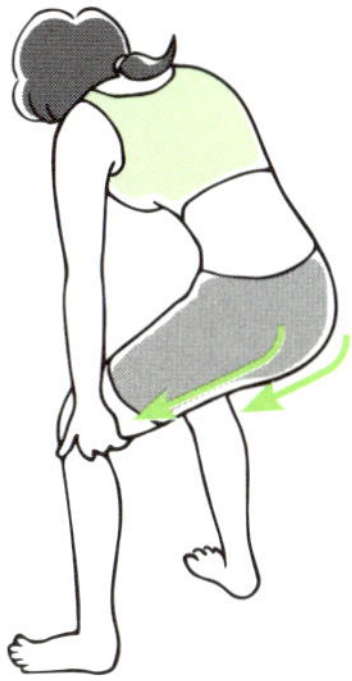

3

ひざを伸ばしながら、手のひらをひざの内側から太もものつけ根へ流す

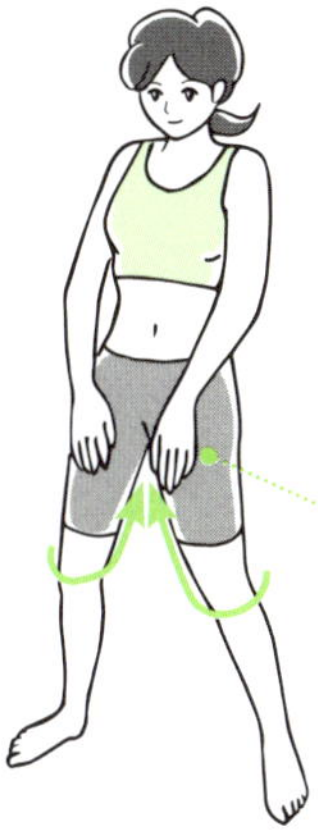
手のひらを内ももにはわすように上げてくる

Point

● 回数

8カウントで3回

● CHECK ！

骨盤周りのリンパの流れを促して、腰痛を緩和する。骨盤は手や足先と同様に、人体で最も冷えやすくリンパが滞りやすい部位。体を動かしながら骨盤周りのリンパを流すことで、鼠蹊部リンパ節も刺激される

を促し、骨盤を支えている骨格筋を強化することで改善できます」。骨盤周囲の骨格筋強化には、下半身と腹部のリンパトレーニングをしっかりと行ってください。

　骨盤周りのリンパの流れを促すためには、腰に手のひらをあて、ひざを曲げながら、お尻から太ももの裏を通ってひざの裏までリンパを流します。骨盤から股関節、ひざの関節（ひざ関節）を通ることで各関節のリンパ節が活性化されます。そこから、ひざの内側から太ももの内側を通って、太もものつけ根（鼠蹊部）にリンパを流します。太もものつけ根には大きなリンパ節があるので、しっかりと流し込みましょう。

［痛みと不調6］脊柱管狭窄症

内臓の不調が背中のハリや痛みを引き起こす

　脊中の骨（脊椎）はまさに関節のかたまりです。脊椎周りにはたくさんのリンパ節があり、それぞれの骨をつなぐ関節を支えるために、多くの筋肉が重なりあってついています。体を支える屋台骨なので、常時、大きな負担がかかり続けていて、それが原因で骨や靭帯などが変形し、脊柱管狭窄症が発症します。

　また脊椎には内臓もぶら下がっています。「**背中のハリや痛みは内臓の**

1

仰向けでひざを両腕で抱え込んで腰を丸める

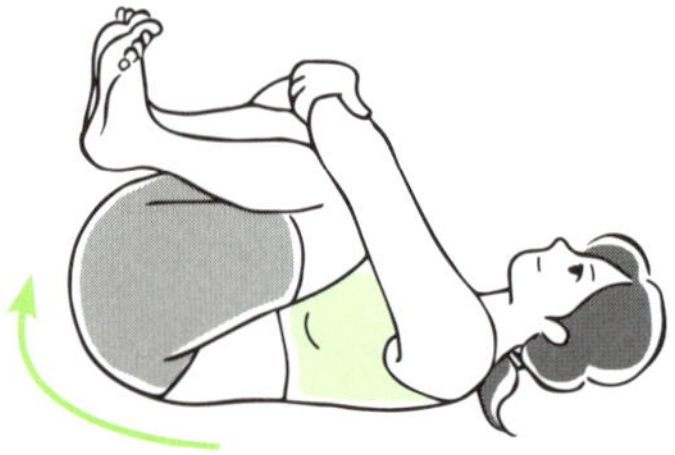

2

そのまま左右に2回ずつ振り子のように体全体を揺らす

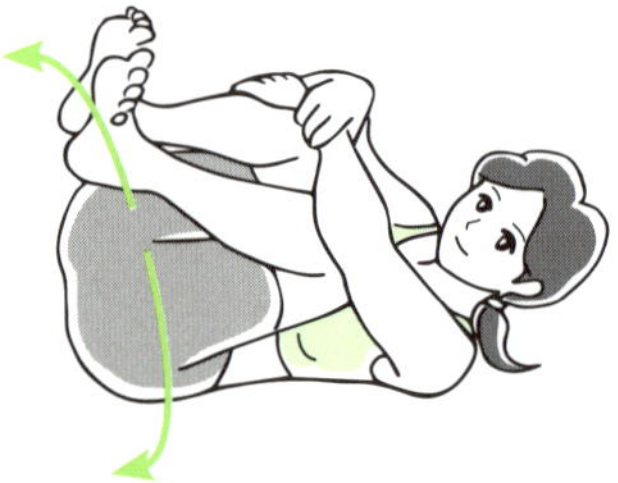

3

背中を丸めたまま起きあがり、両手の手のひらで背中から、もものつけ根まで流す

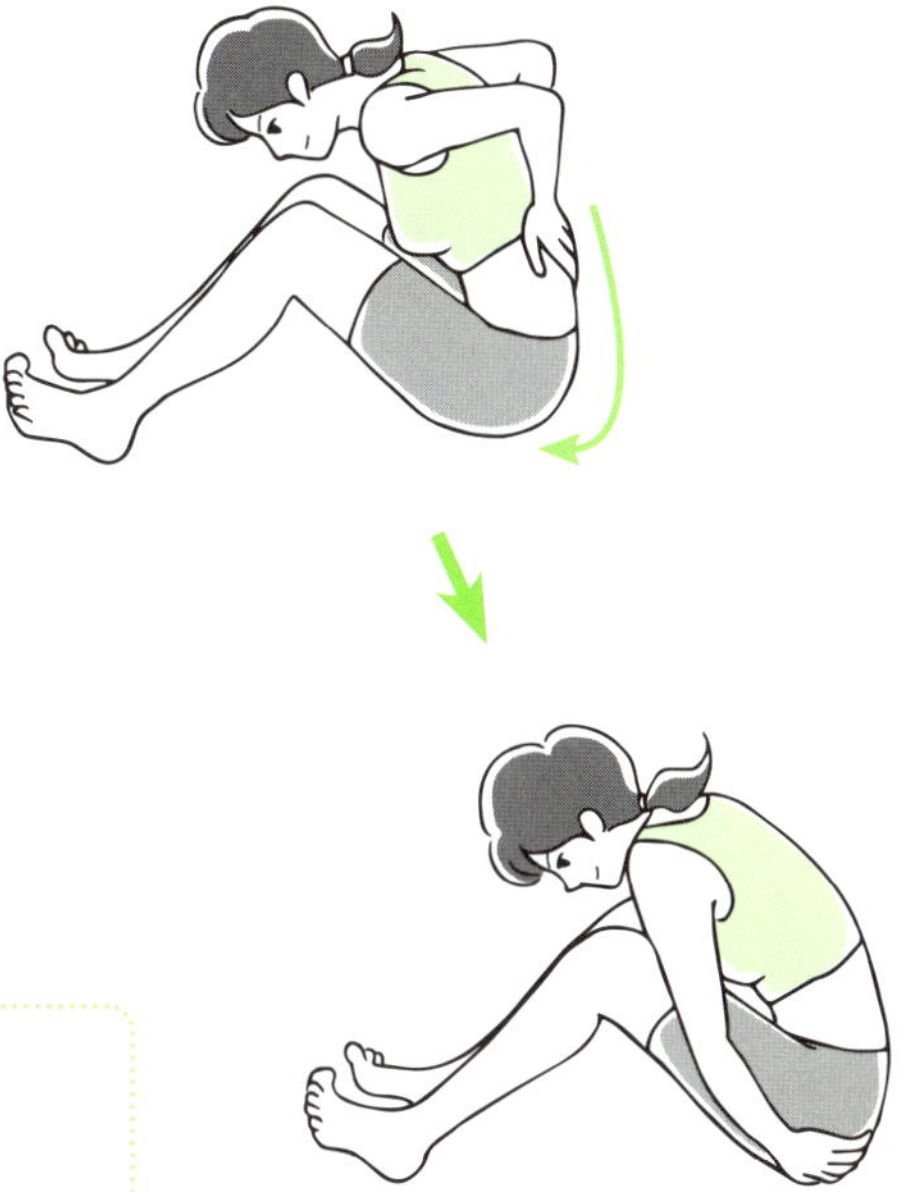

Point

●回数
ゆっくりと3回

●CHECK！
ゆっくりと慎重に脊椎のストレッチを行う。動作中に痛みを感じる場合は行わないようにする

不調から生じているケースが多く」ありますその場合、背中のハリや痛みにアプローチすることで、内臓の不調を改善することができます。

まずは大きなストレスにさらされている脊椎の緊張を解きましょう。

仰向けになって両ひざを腕で抱え込みます。そうすることで脊椎がストレッチされます。そのまま、体全体を左右に揺らします。揺らすことでさらに脊椎の緊張が解けていきます。ゴロンゴロンして体の緊張を解くイメージです。

最後に背中を丸めたまま起き上がって、腰からお尻を通ってもものつけ根に向かってリンパを流します。

［美容1］薄毛・脱毛・美白

1

両手の手のひらを広げて、5本の指を髪の毛の間に差し込むように置く

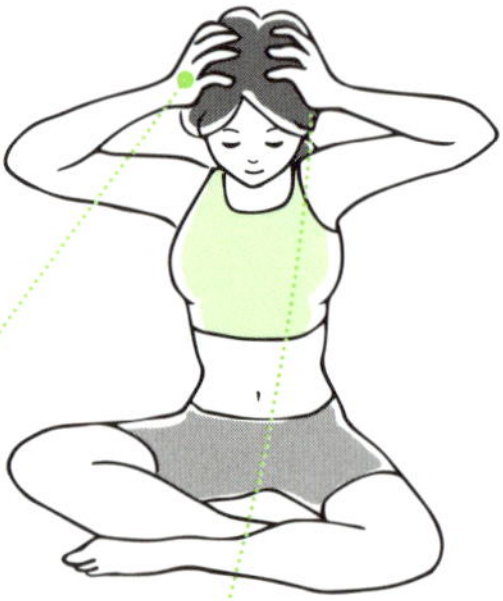

手のひらと5本の指すべてが頭皮にぴったりとくっつくようにする

対処法

手の指を大きく広げ、指を軽く立てて頭皮に置きます。

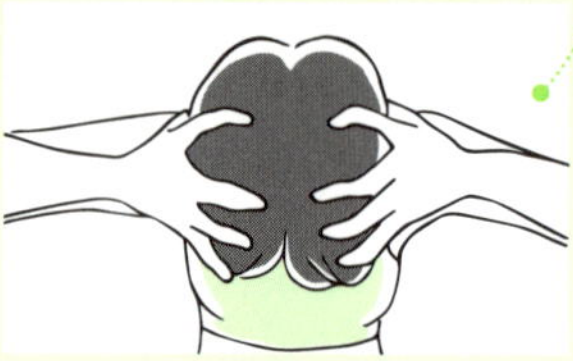

頭皮は足の裏と同じ？

部屋を掃除するとき、部屋の真ん中は掃除しやすくても、部屋は隅っこにいくほど、ほこりやゴミが溜まりやすく掃除しづらいものです。部屋の隅っこには、部屋の中で最も細かくて汚いほこりやゴミがかたまりになっています。

体にとって部屋の隅にあたる部位は体の末端です。足裏や頭皮には体の中で最も細かく汚い老廃物が溜まっていきます。足裏は、足の骨と

2 両手の手のひらをゆっくりと内側に回しながら、頭皮全体を前から後ろに流していく

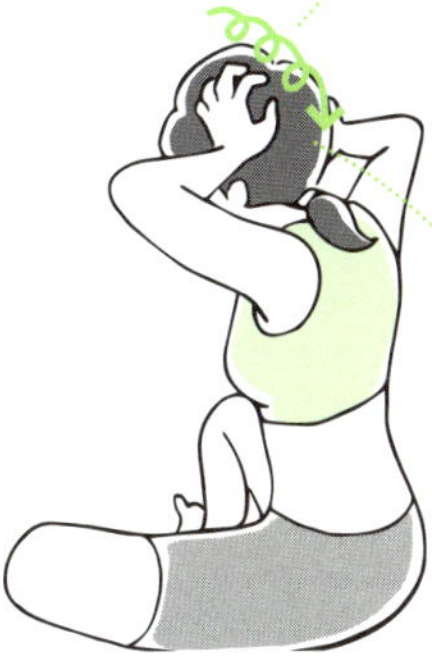

Point

● 回数

ゆっくりと3回

● CHECK ！

頭皮は薄く傷つきやすいので、決して強くこすらない。5本の指が頭皮から離れないようにする。手先ではなく、腕全体を動かして手のひらで円を描くように流す

対処法

後頭部の流しかたは、手のひらで頭皮を包み込むように流します。

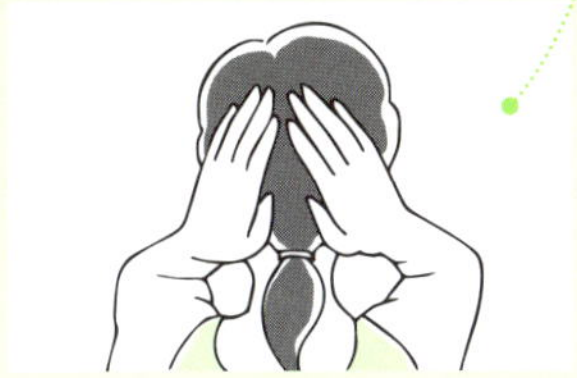

関節がたくさんあるので詰まりやすく、また頭皮も毛穴と毛髪でぎっしり埋まっていて、リンパや血流が滞りやすくなっています。

頭皮のリンパケアは美白効果もある

「頭皮に余分な水分や老廃物が溜まると、濁った血液となって顔に降りてきて顔色がくすみます」。頭皮を丹念にリンパケアするだけで、顔色が白く透きとおり、美白効果があります。ゴミだらけの濁った水田にいい稲穂は育たないのと同じで、老廃物が溜まってむくんだ頭皮には元気な頭髪は育ちません。**「頭皮のリンパを流して、元気な毛髪と白く透きとおった肌を手に入れてください」**。

全身のむくみ

〔美容2〕全身のむくみ

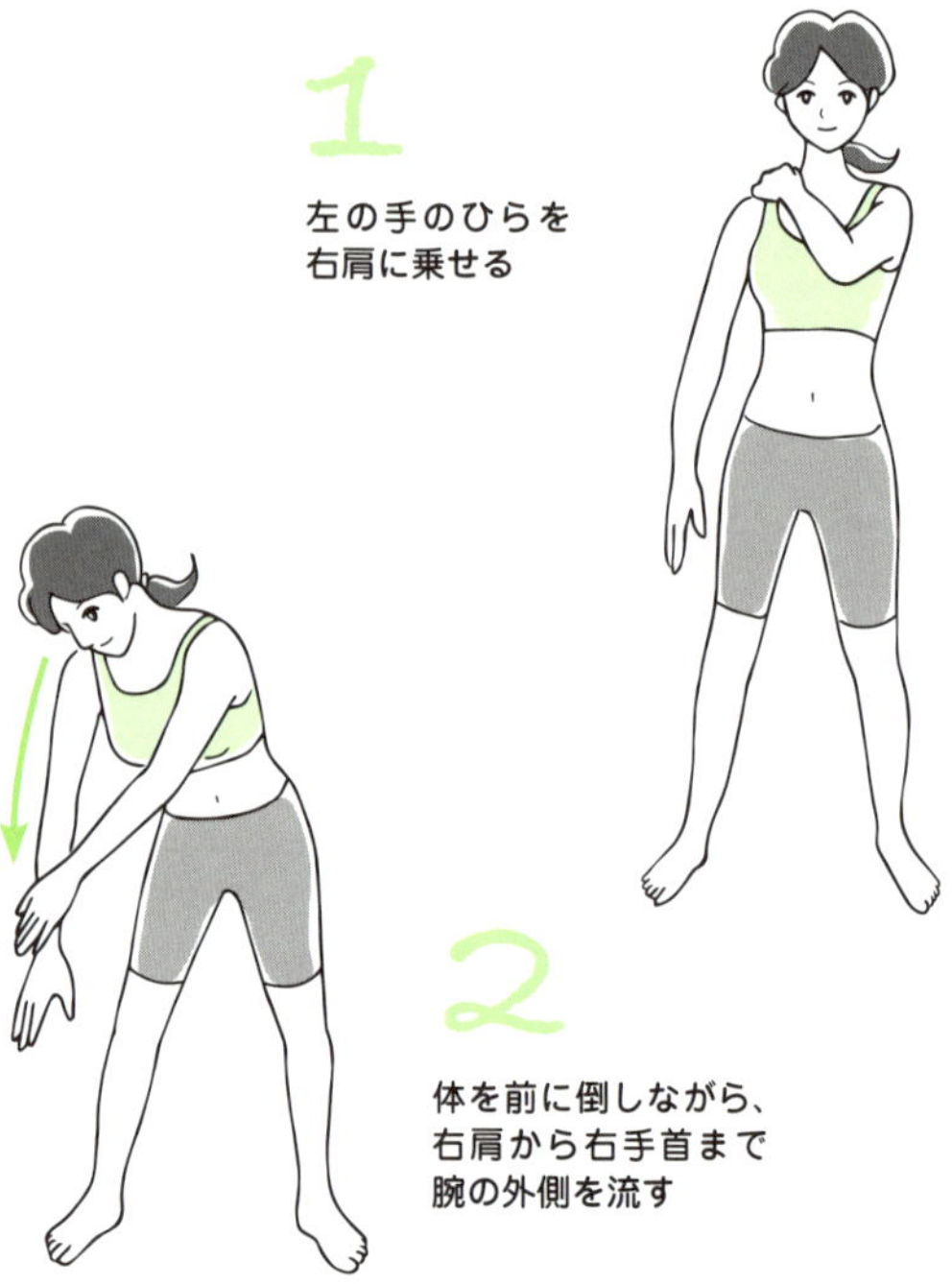
1
左の手のひらを
右肩に乗せる
2
体を前に倒しながら、
右肩から右手首まで
腕の外側を流す

一気に、全身のリンパを流す

体を大きく動かして、一気に全身のリンパの流れを促します。まず右肩に左手のひらを乗せて、上半身を前に傾けながら右腕を下ろして、肩からひじ、手首、手の甲まで左手のひらでリンパを誘導します。前傾姿勢になることでリンパの流れもダイナミックに促せます。

そこから一気に上半身を起こしながら右腕を上げます。手のひらから手首の内側、ひじの内側を通って

3

右手首の内側から腕の内側を通って、わきの下（腋窩リンパ節）まで流す

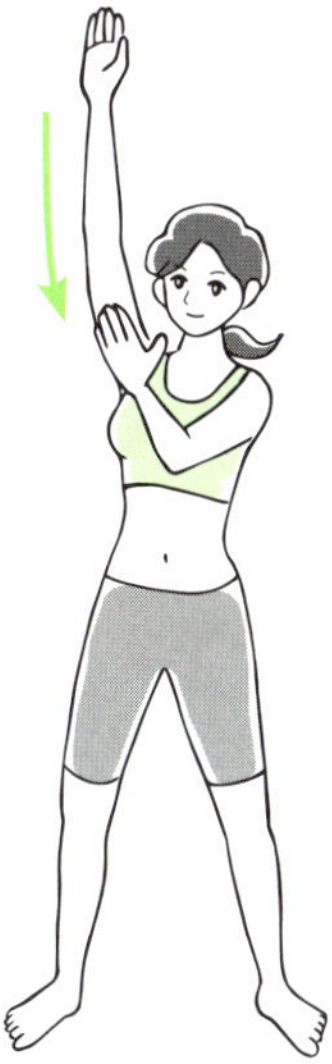

4

右手も同様に行う

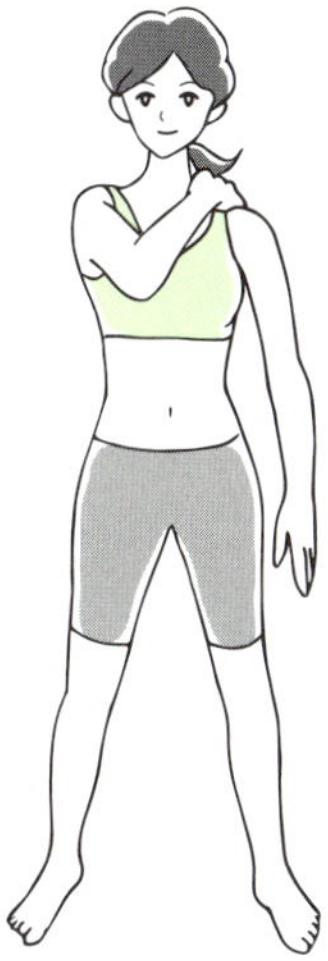

Point

● 回数
ゆっくりと左右3回ずつ

● CHECK ！
ゆっくりとした動作で行う。全身のリンパの流れを促すために、体を大きく動かしてポンプのように使う

5

両手の手のひらで頭皮を押さえるようにして、髪の生え際から、首の後ろ側へ流す

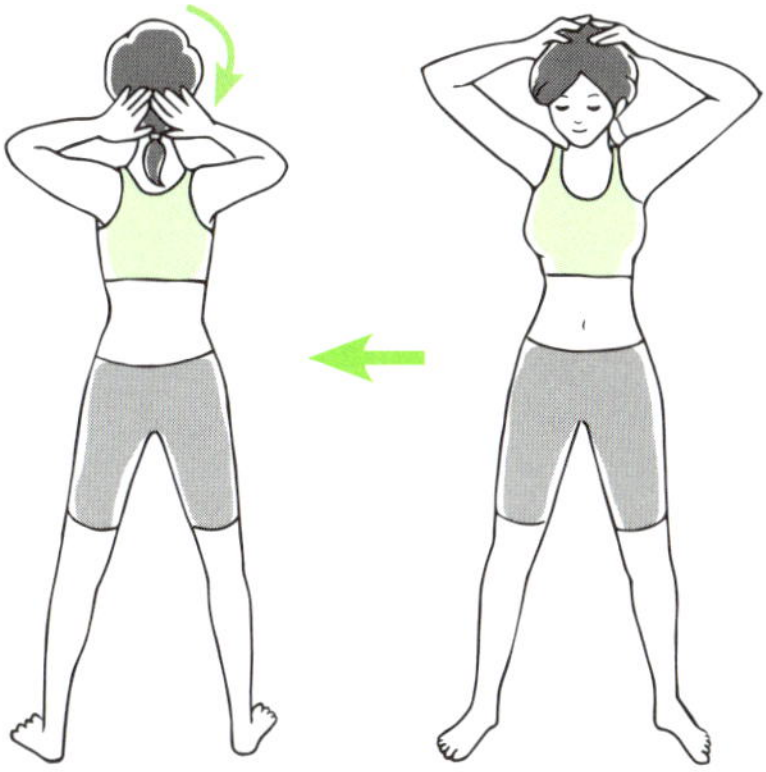

このあと、次ページの手順6へ進む

わきの下へ左手のひらでリンパを流します。同じ要領で、右手のひらで左肩と腕を流します。

次に、髪の生え際から首の後ろ側へ、手のひらでリンパを流します。

リンパエクササイズ ⑧

全身のむくみ

6

両手の手のひらで背中から腰まで流す

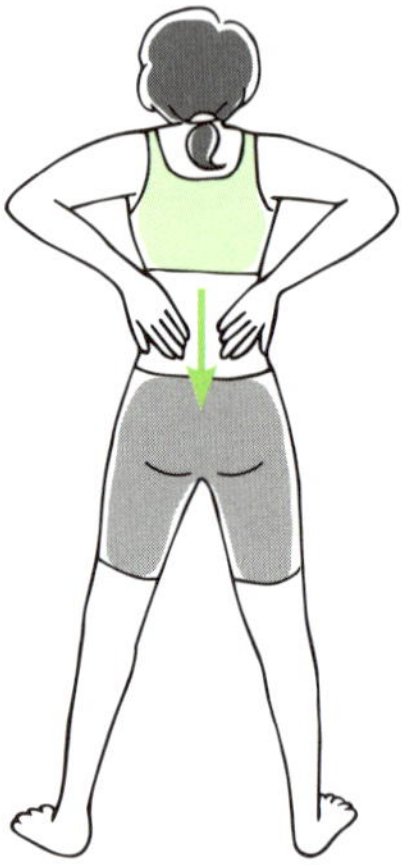

7

体を折り曲げて、腰からかかとまで体の背面を流す

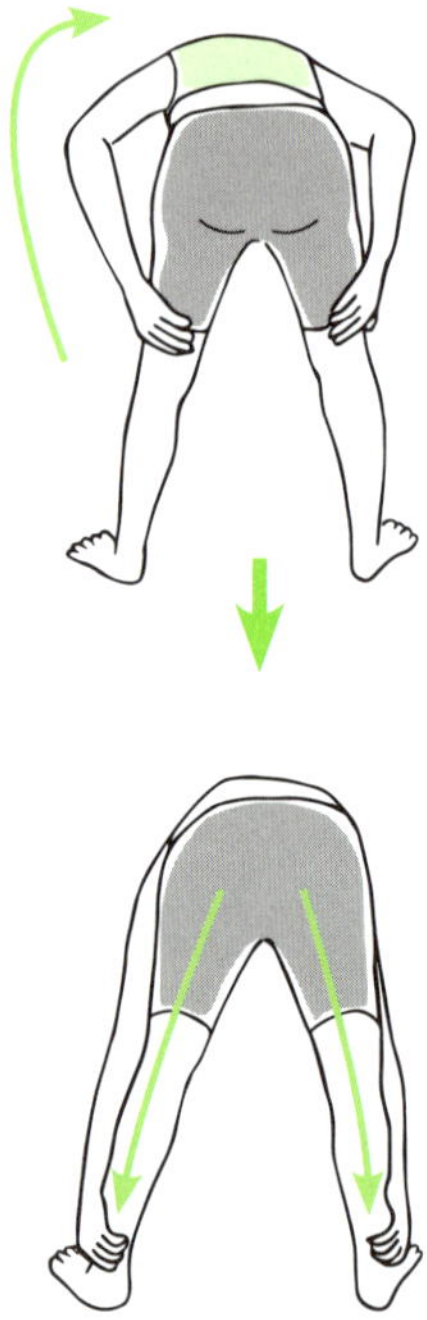

できればそのまま背中へと続けて流したいのですが、肩甲骨や背中の上側には手のひらがあてられないので、背中の中央ぐらいに手をあてます。

そこから上半身を前に倒しながら、腰、お尻、ひざの裏を通ってかかとまで流します。このとき、ひざが曲がっても構いません。途中で手のひらが止まらないように上手に流しましょう。

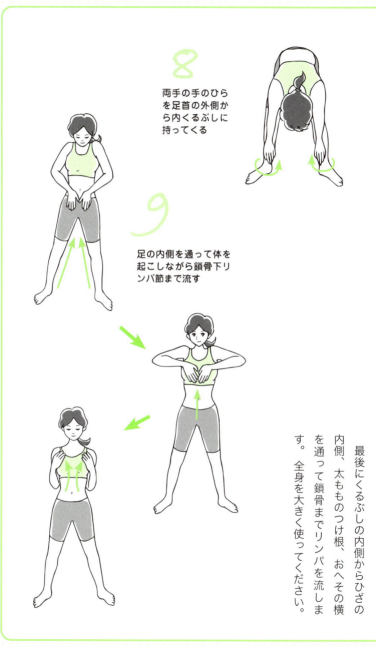

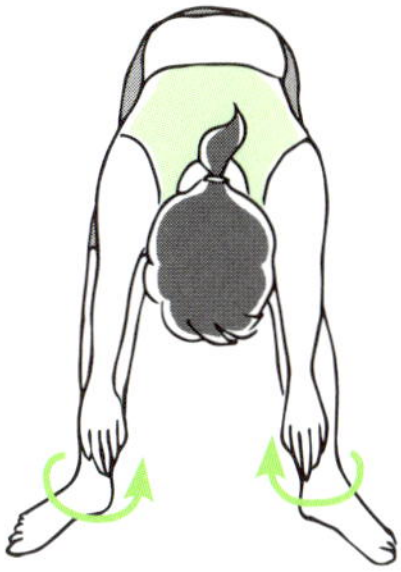

8

両手の手のひらを足首の外側から内くるぶしに持ってくる

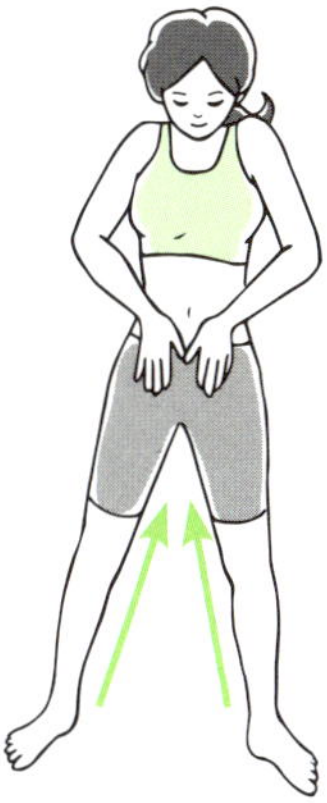

9

足の内側を通って体を起こしながら鎖骨下リンパ節まで流す

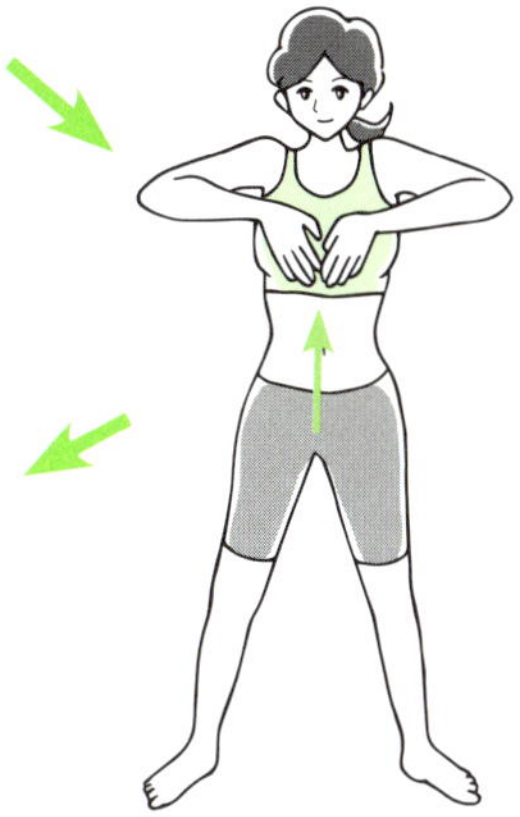

最後にくるぶしの内側からひざの内側、太もものつけ根、おへその横を通って鎖骨までリンパを流します。全身を大きく使ってください。

リンパエクササイズ ⑨

顔のむくみ・首のシワ

【美容3】 顔のむくみ・首のシワ

顔のくすみ、むくみの原因は額にもあり

顔のむくみを気にする人は多くても、額がむくんでいることに気づいている人はあまりいません。まぶたや目の下のクマなどの目の周りのむくみも額のむくみを取ることで改善できます。また「**額には頭皮から降りてきた濁った水が溜まりやすいので、それが顔のくすみの原因になったりします**」。

まずは額に手のひらをあてます。あごを引いて頭の重さを利用して額

1

あごを引いて、両手の手のひらを額に置く

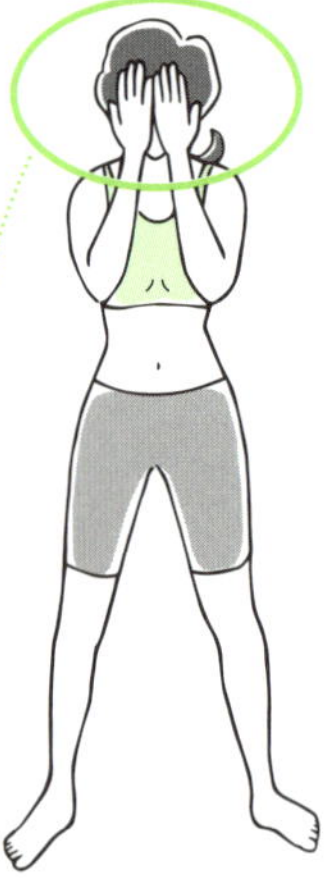

対処法

手のひらに額を乗せるイメージで置きます。

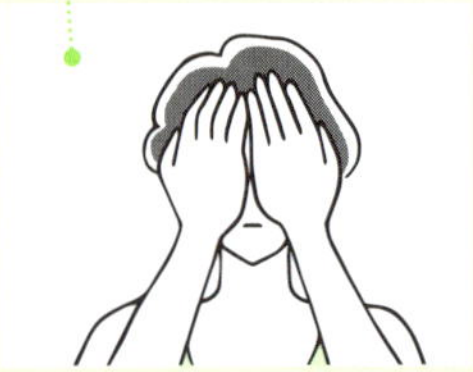

2

ゆっくりとあごを上げながら、こめかみ・耳の前・あごの下から鎖骨下まで流す

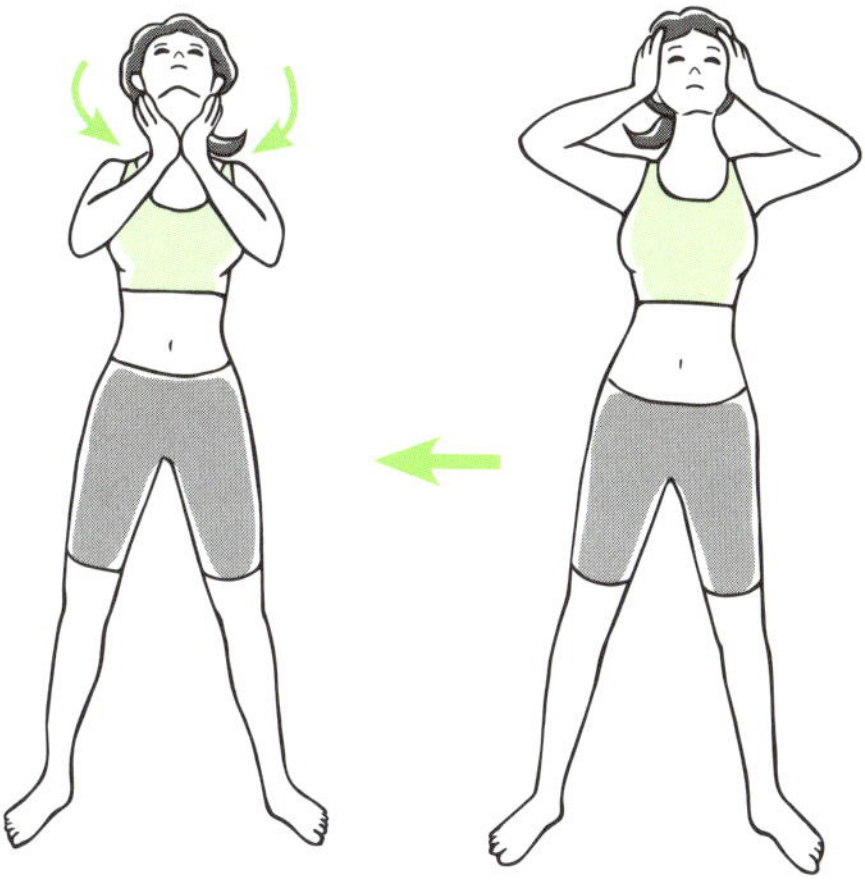

Point

● 回数

8カウントで3回

● CHECK ！

ゆっくりとした動作で行う。決して強くこすらずに腕の力を抜いて、体の動きにあわせて手のひらを動かしながらやさしく流す

対処法

頭皮のむくみと額のむくみをあわせて取り除くことで、毛髪や目にアプローチできます。

活性させるリンパ節

顔のリンパ・耳下腺・頸部リンパ節

こんな不調にも

眼精疲労・頭痛・めまい・耳鳴り・抜け毛・薄毛・額のシワ

を押します。額に溜まっていたリンパが、周囲に押し出されます。

続いて、あごを上げて額からこめかみ、耳の前を通って、首からデコルテへと手のひらでリンパを流します。「**あごの下のたるみや首のシワにもアプローチ**」できます。

気をつけなくてはいけないのは、「**顔の皮膚は薄いので、強い力で擦るように流すと小ジワの原因に**」なります。できればフェイシャルオイルやクリームを使って、滑りをよくしたうえで流すのがベストです。力を入れすぎるとリンパ液が圧力で周囲に散らばるだけなので、皮膚の薄い部分はそっとデリケートにやさしく流してください。

column

50歳すぎてからの体づくり

1カ月半で体をつくるならアスレチックリンパにかぎる

下記の写真は、著者自身が50歳をすぎてからアスレチックリンパで肉体改造と体質改善に挑んだ実践例です。今回は期間を1カ月半という目標を立てて、アスレチックリンパプログラムを実践しました。

週に1日は好きなものを好きなだけ食べよう！

食事法は、ゆるやかな糖質制限を週に6日実践し、週に1日は好きなものを好きなだけ食べていい日としました。

1日30分、アスレチックリンパを実践

リンパトレーニングは、無理なくできるように1回30分以内で週に4日、残りの3日は休養にあてました。ただし、リンパエクササイズでリンパを流すことは、ほぼ毎日続けました。

週1回、プロの手によるリンパケアをしてもらおう

セルフケア以外では、プロの手によるリンパケアを1週間に1回、筋膜リリースも取り入れながら、リンパを流してもらいました。これは一般の人からすると回数的には多いかもしれませんが、週に1回ではなくても、月に1回はプロの手によるリンパケアをお勧めします。

筋肉量が増えて体重が重くなっているにも関わらず、全身のむくみと脂肪が減ったので、「痩せたね」と言われるようになりました。肩こり・腰痛などの不調も解消しました。食・運動・リンパをあわせたプログラムを実践することで、リンパの流れが飛躍的に向上し、理想的な体をつくることが容易になるのです。

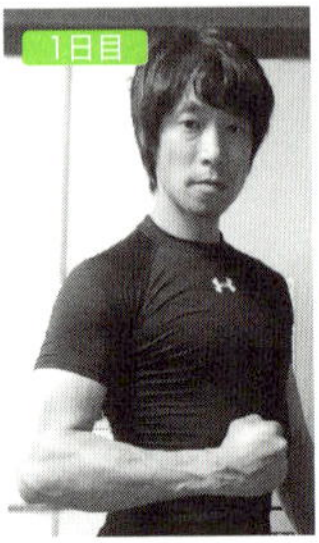

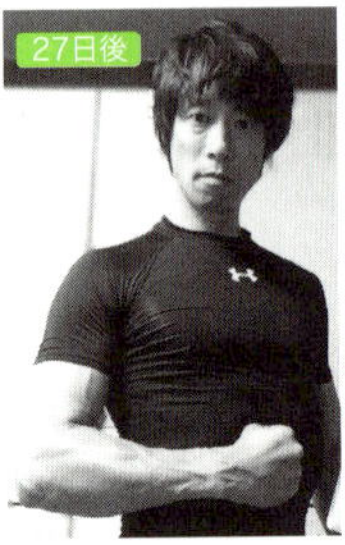

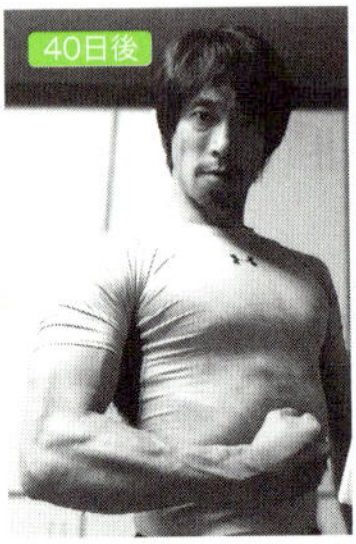

第5章

骨を使って
リンパを圧迫する
[リンパプレス]

リンパプレスでリンパを骨圧する！

「**リンパプレスとは、リンパを自分の骨で圧迫して流れを促していくエクササイズ**」です。

「**主要リンパ節に対するリンパプレスは、リンパトレーニングのあとや、リンパエクササイズの前に行うと効果的**」です。

普段の生活の中で時間がなくて、数秒で症状を一時的に軽減したい人は、リンパプレスだけをやることで応急処置的に対処することもできます。

リンパプレスは、リンパ節や患部のリンパを、自重（自分自身の体重や各部位の重み）を利用して、手のひら、こぶし、ひじなどの骨を利用して圧迫します。決して、腕や手先の力のみで圧迫しないようにしてください。各部位の骨に自分の体重を乗せていく要領で、体重を乗せるときに息を吐きます。そのとき、圧迫することでリンパの流れを遮断します。遮断された部分にはリンパがうっ滞します。1度リンパの流れを渋滞させてから、解放することでリンパの流れに勢いがつきます。「**タメをつくってから一気に吐き出す**」ようなイメージです。圧迫している手のひらやひじがポンプの役割を果たしてリンパの流れを促すわけです。

ここで気をつけなくてはならないのは、「**圧迫する動作より解放する動作をゆっくり行うこと**」です。圧迫と解放を同じテンポでやるとグイグイと力んでしまい、自分の体重がうまく使えているか確認しづらいです。また「**必要以上の強い力でギュウギュウ押したり、グリグリすると、組織を傷めてしまうので、体重を利用してグッと圧をかけたあと、ゆっくりとリンパを解放する**」ようにします。体全身をうまく使って圧をかけることで、さまざまな部位が伸びてリンパストレッチ効果も高まります。

基本の押し方をつかめば、いろいろと応用が効きます。親指や指の腹に自分の体重を乗せて、目的とする特定の部位にもたれかかるように圧をかけることもできるようになります。習熟していくと、足の裏を手の第2関節で押したり、首の後ろを指の腹で押したり、さまざまな形でのリンパプレスが可能になります。

［痛み 1］

坐骨神経痛・腰痛

骨盤の歪みが腰痛や坐骨神経痛の原因になる

足首の外側の骨で太ももの外側の筋肉を押します。横座りすることでお尻のリンパと筋もストレッチされます。その状態で、足首に手を置き、全身を揺りかごのように動かしながら圧力をかけます。

決して腕の力で押さないようにしてください。なるべく自分の体重を使って、足元にもたれかかるようなイメージで力を加えます。

太ももの外側の筋は骨盤とすねを

1

右足を下にして横座りし、左足の外側のくるぶしを右太もも外側にあてる。左手は横について、右手は左足の内側のくるぶしの上に置く

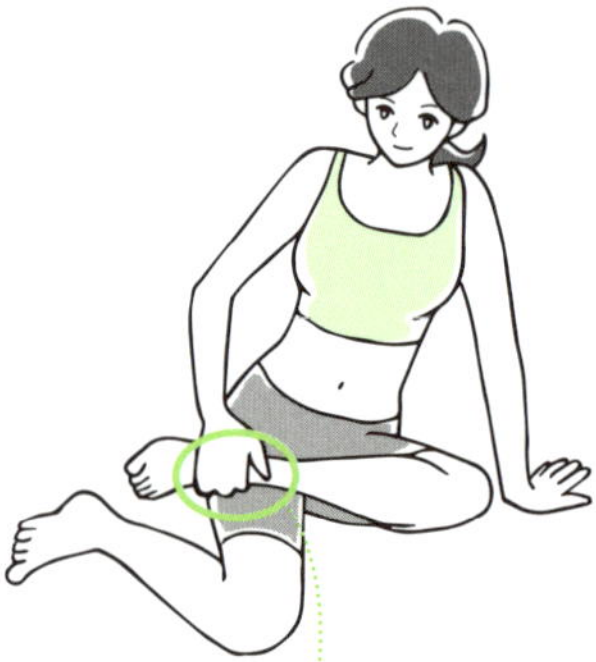

対処法

足首の外側の骨とは、足首の外側にあるくるぶしの骨のことです。

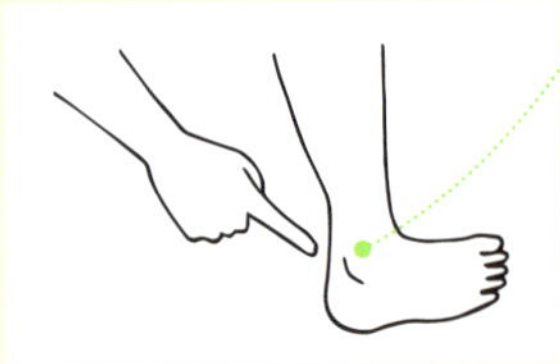

2

右手で、左足のくるぶしを持ったまま、右足の太もものつけ根からひざまで、プレスするように動かす

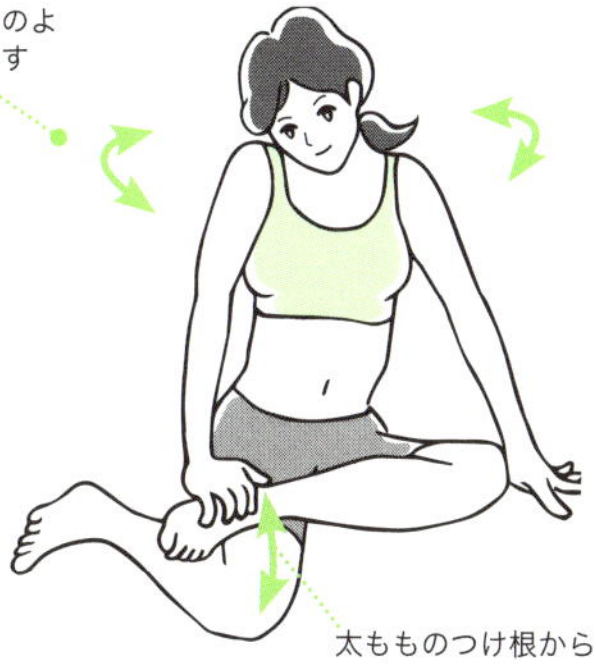
ゆりかごのように揺らす
太もものつけ根からひざまで3～5カ所を1.5往復する

3

スタート姿勢に戻り、3回繰り返したあとに、反対側も同様に行う

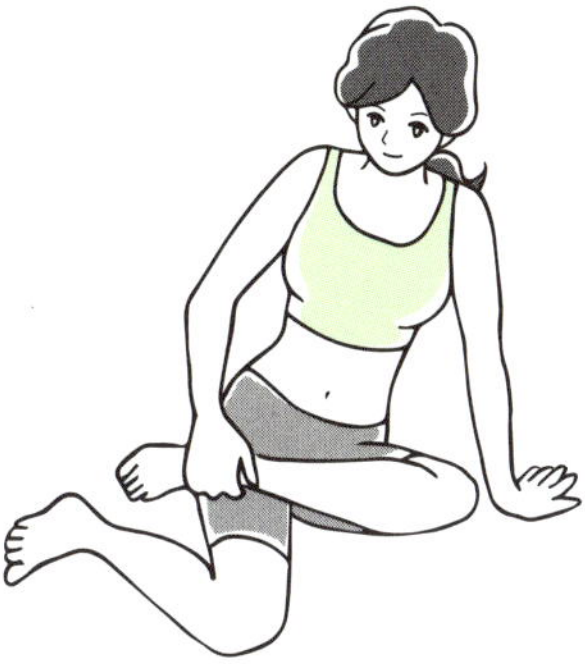

結んで体重を支えているため、硬く緊張しやすい部位です。「**この筋が硬く緊張することで骨盤がゆがんで腰痛の原因になったり、そこから波及して首の痛みや肩こりなどの痛みを引き起こす原因になったりします**」。

また腰痛のツボもあるので、腰痛や坐骨神経痛など骨盤周辺に痛みがある人はしっかりケアしましょう。

Point

●回数
ゆっくりと左右3カ所を1.5往復ずつ

●CHECK ！
骨盤周辺の筋肉が緊張することで、骨盤がずれて痛みを発する。特に骨盤とすねの骨をつなぐ太ももの外側を走る筋（腸脛靭帯）が緊張し、柔軟性がなくなっていることが多い。痛気持ちいいぐらいの力で、しっかりともみほぐす

【痛み 2】 股関節痛

1

右ひざは立てて、左足はあぐらをかくように座り、両手を左股関節に軽く置く

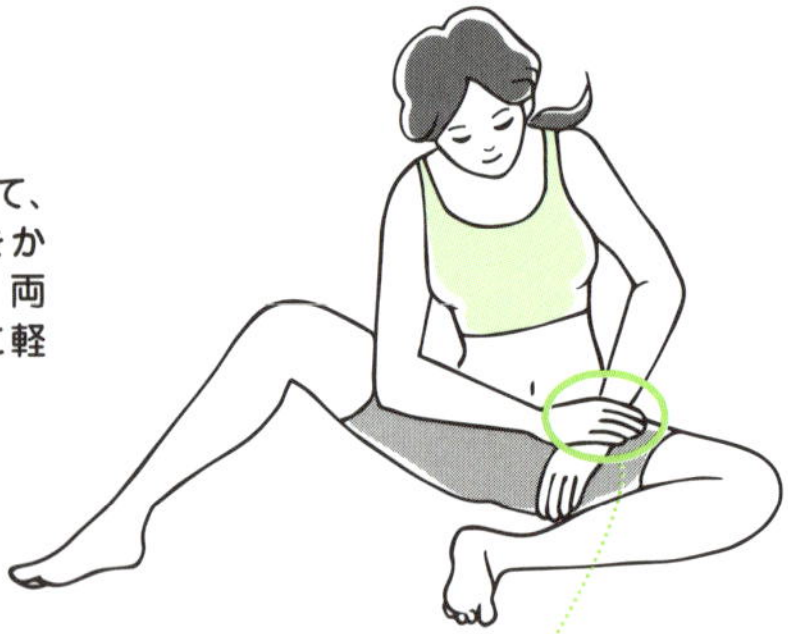

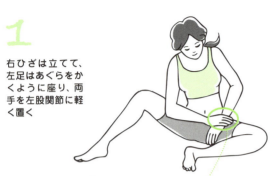

対処法

お腹を引っ込めて腹筋を使って体重を乗せる方法。

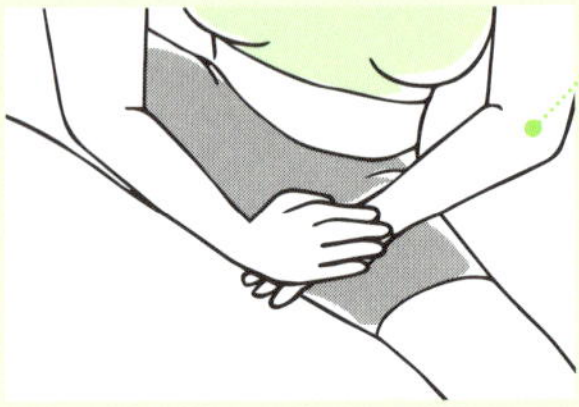

鼠蹊部リンパ節の詰まりが股関節痛の原因のひとつ

手のひらで太もものつけ根を押します。体に近い部分を押すのでうまく体重をかけられないかもしれませんが、お腹を引っ込めて腹筋を使って体重が手のひらに乗るようにして押してください。

「股関節痛はさまざまな要因が考えられますが、まずは太もものつけ根にあるリンパ節（鼠蹊部リンパ節）の詰まりを解消することが大切」です。

2

体を左に振りながら、上半身の体重を乗せて左股関節を手のひらで押す

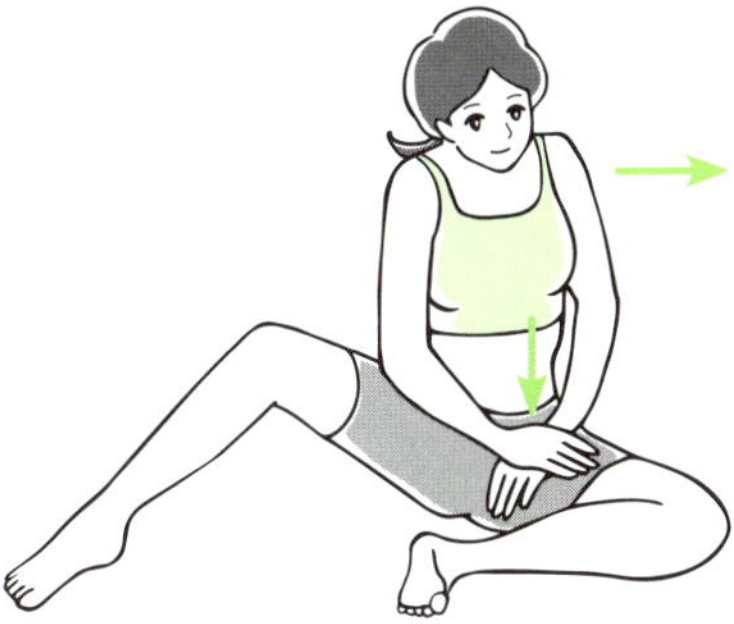

3

スタート姿勢に戻り、3回繰り返したあとに、反対側も同様に行う

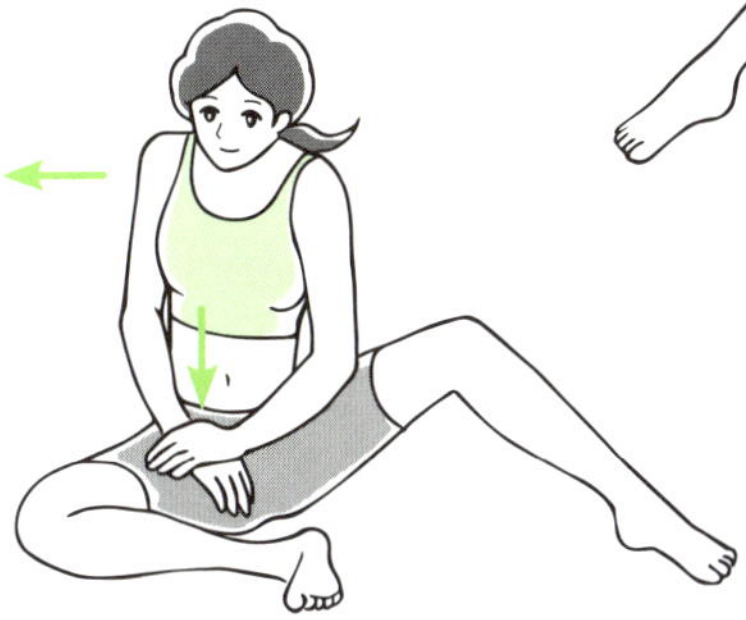

太もものつけ根のリンパ節の詰まりが解消されることで、骨盤内の血流も向上して、股関節周りの筋肉の緊張もほぐれやすくなります。

股関節は二足歩行を支える屋台骨なので、常に大きな負荷がかかっています。そのため周囲の筋肉も緊張しやすく、関節もゆがみを生じやすく、それが痛みの原因になります。

しっかり太もものつけ根を押すことで、股関節の歪みと周囲の筋肉をほぐしましょう。

Point

● 回数

ゆっくりと左右3回ずつ

● CHECK ！

腕の力ではなく、体重を利用してゆったり呼吸しながら押すように心がける。ゆっくりと解放することで、股関節周りのリンパの流れを促すと同時に、股関節周辺の筋膜にもアプローチできる

リンパプレス ③

頻尿

［痛み 3］ 頻尿

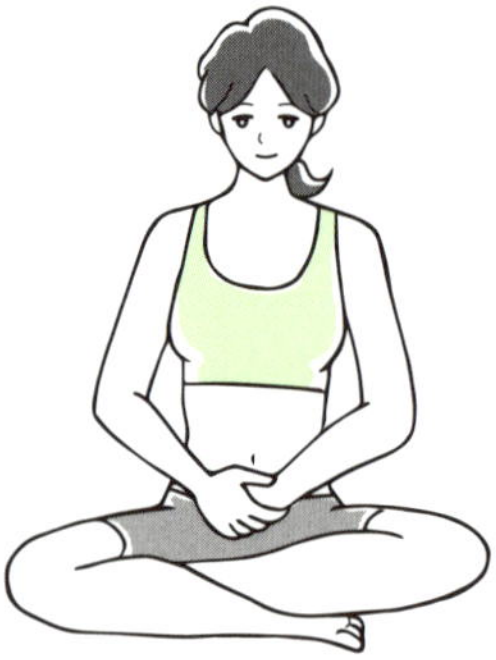

1

あぐらをかいて座り、片方の手でこぶしをつくり、ヘソと恥骨の間（ヘソから指4本ぐらい下）に置く。
もう片方の手のひらをこぶしにあてる

対処法

丹田の位置の確認方法。

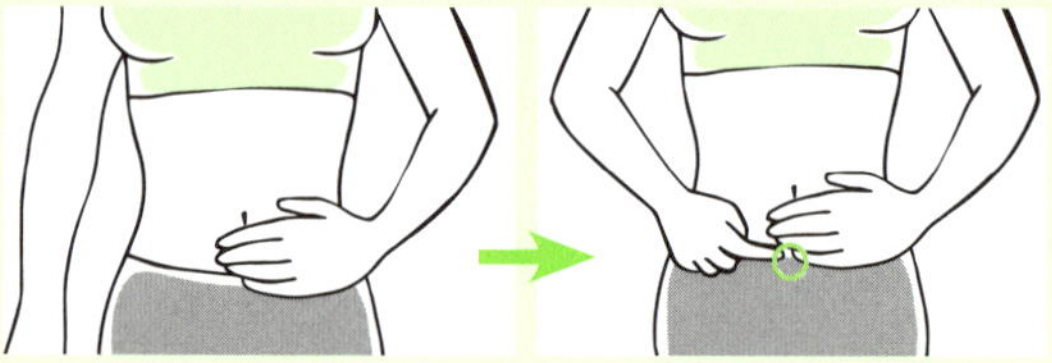

骨盤内の血流をよくすれば骨盤内の冷えが解消する

「頻尿の大きな原因は過活動膀胱と骨盤底筋のゆるみ」です。

あぐらをかいて、おヘソと恥骨の間にこぶしをあてます。息を吐きながら、肛門を腸の中に引き入れるように力を込めて下腹部を凹ませます。同時に上半身を上手に使って、こぶしを斜め下方向に押し込みます。

膀胱が過活動するのは排尿筋が緊張しているからです。息を吐きながら、ゆっくりと押して排尿筋の緊張

2

体を前に倒しながら、体重を利用してこぶしでゆっくりと押す

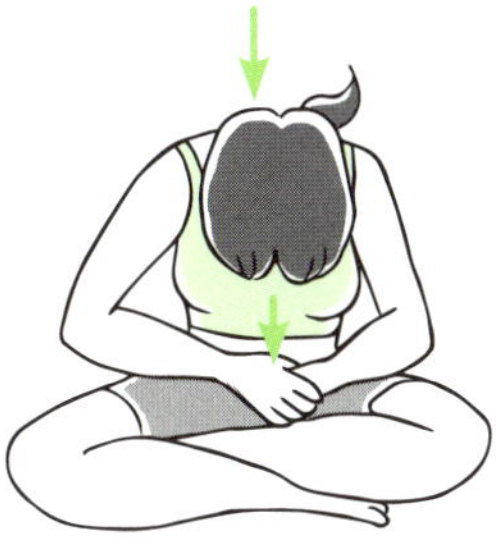

3

スタート姿勢に戻り、3回繰り返す

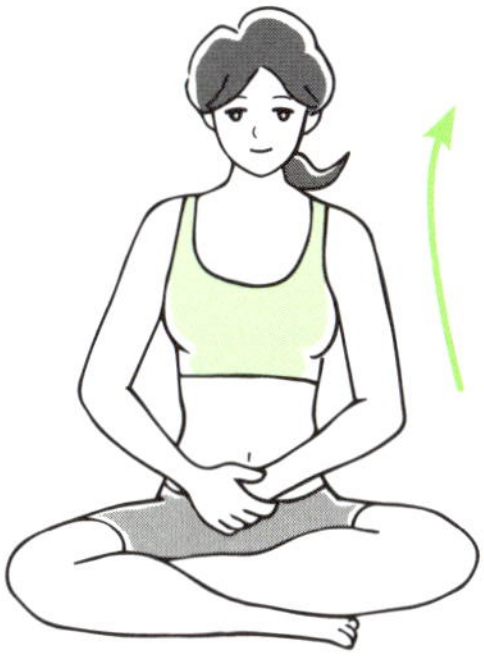

を解きます。さらに肛門に力を入れることで、骨盤の底にある骨盤底筋に刺激を与え強化します。

あまり強く押す必要はありません。**「押すというよりは、息を吐きながら肛門に力を入れて下腹部を凹ませる」**ことに力を注いでください。

そうすることで骨盤内の血流もよくなり、骨盤内の冷えも解消します。骨盤内の冷えが解消することで排尿筋もリラックスします。

Point

●回数
ゆっくりと3回

●CHECK！
腹部リンパ節を押し、下半身の血流と腎機能を向上させる。ゆったりとした呼吸とともに行うことで、骨盤内の血流を促し、骨盤内の冷えも改善することができる

【痛み4】ひざ痛

リンパプレス 4

ひざ痛

1

左ひざを立てて床に座り、立てたひざの裏に右腕を挟み左手に添える。左手で左足のすねをつかむ

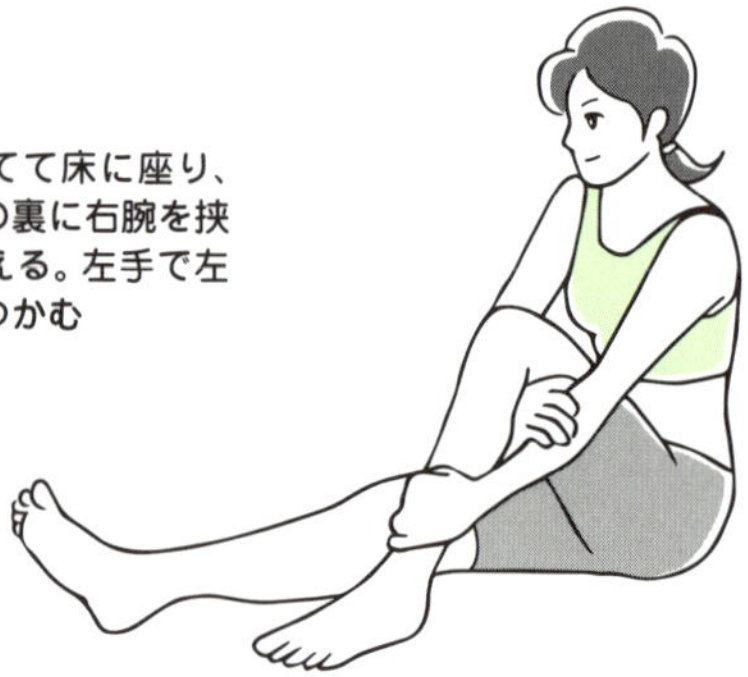

対処法

ひざ裏のリンパ節を、前腕の骨を使って押します。関節技をかけるように、自分の体重を後ろにかけます。

活性させるリンパ節

膝窩リンパ節

こんな不調にも

足の冷え・足のだるさ・足のむくみ・ひざの冷え・腰痛・坐骨神経痛

ひざ下のリンパ節の詰まりをチェックする

ふくらはぎがむくむ。足がだるい。足首が太くなってきた。足裏が痛いといった症状の多くは、ひざ裏にあるリンパ節が詰まっています。

床に座って軽くひざを伸ばした状態で、ひざ裏を触ってください。「**ひざ裏に隆起した部分がある人は要注意**」です。ひざ下リンパ節が詰まると筋膜が癒着して、ひざ関節の可動域が制限されます。関節の遊びがなくなり、ケガや痛みを発症する原因

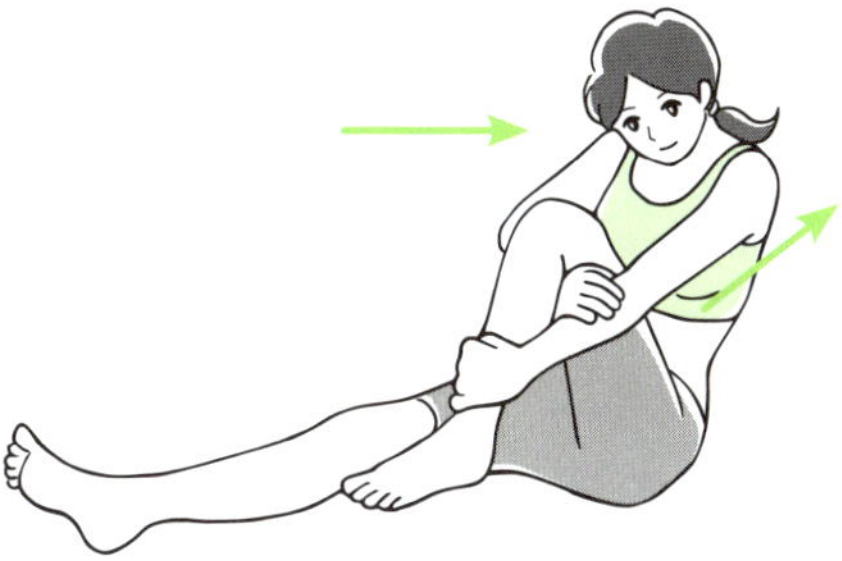

2

そのまま体を後ろに傾けて体重を使い、ひざ裏を締めあげるようにする

3

スタート姿勢に戻り、3回繰り返したあとに、反対側も同様に行う

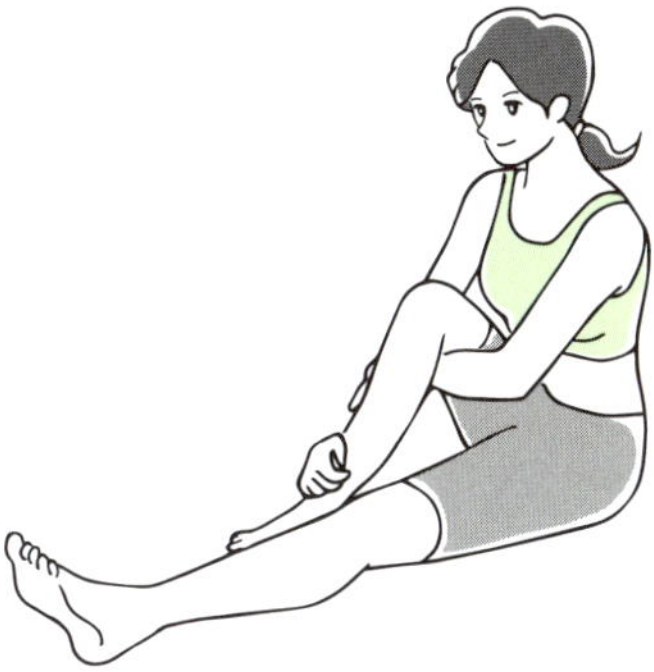

Point

● 回数

ゆっくりと左右3回ずつ

● CHECK ！

関節技のような形で行うエクササイズ。テコの原理を応用して腰を起点に体重を後ろにかけることで、力を使わずにひざ裏（ひざ下リンパ節）を押す。ゆっくり押してゆっくりと解放することで、リンパの流れを促すことができる

になります。

ひざの関節には、歩行時は体重の3倍、階段の上り下りだと7倍の負荷がかかるといわれています。ひざの関節は日々の激務に耐えながら体を支えているので、リンパも詰まりやすくなります。

立ち仕事、デスクワークともに、ひざ下リンパ節は詰まりやすいので、ケガを予防し、美脚を維持するためにも、ひざ下リンパ節をこまめにケアしましょう。

ひざ裏のリンパ節を刺激し、リンパの詰まりを解消することで、足の冷え・足のむくみ・足のだるさ・ひざの冷え・腰痛・坐骨神経痛・骨盤内の冷え解消にも有効です。

［痛み5］生理痛・更年期障害

下腹部をこぶしで押して全身のリンパを流す

あぐらをかいてリラックスして、お腹（腹部リンパ節）をこぶしで押します。これもこぶしを無理やりお腹に押し込むのではなく、まずしっかりと息を吐いてお腹を凹ませることを意識します。

同時に上半身を丸めながら、こぶしでお腹を押します。「**生理痛や更年期障害は全身のリンパの流れを促すことで改善**」できます。リンパトレーニングやリンパエクササイズでし

1

あぐらをかいて座り、左手でこぶしをつくり、おへそと恥骨の間に置く。右手を左手のこぶしに乗せる

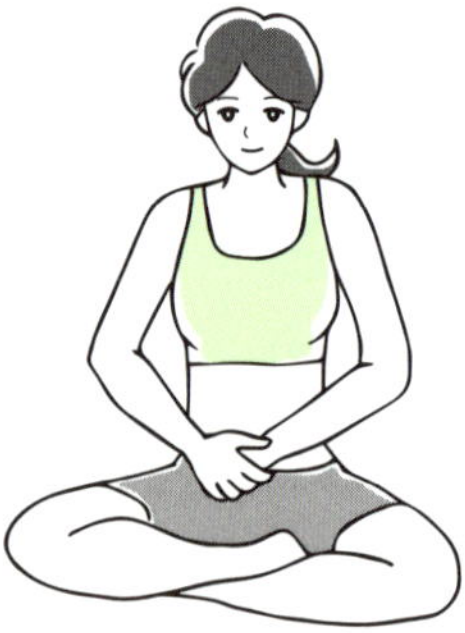

対処法

このリンパプレスのコツは息を吐きながら、下腹部を凹ませること。恥骨を引き上げるようにします。

活性させるリンパ節

骨盤内のリンパ節・腹部リンパ節

こんな不調にも

骨盤内の冷え・子宮筋腫・ホルモンバランスの崩れ・精力減退・腰痛・便秘・頻尿

2

体を前に倒しながら、左・真ん中・右と3カ所に分けて、ヘソと恥骨の間をこぶしでゆっくりと押す

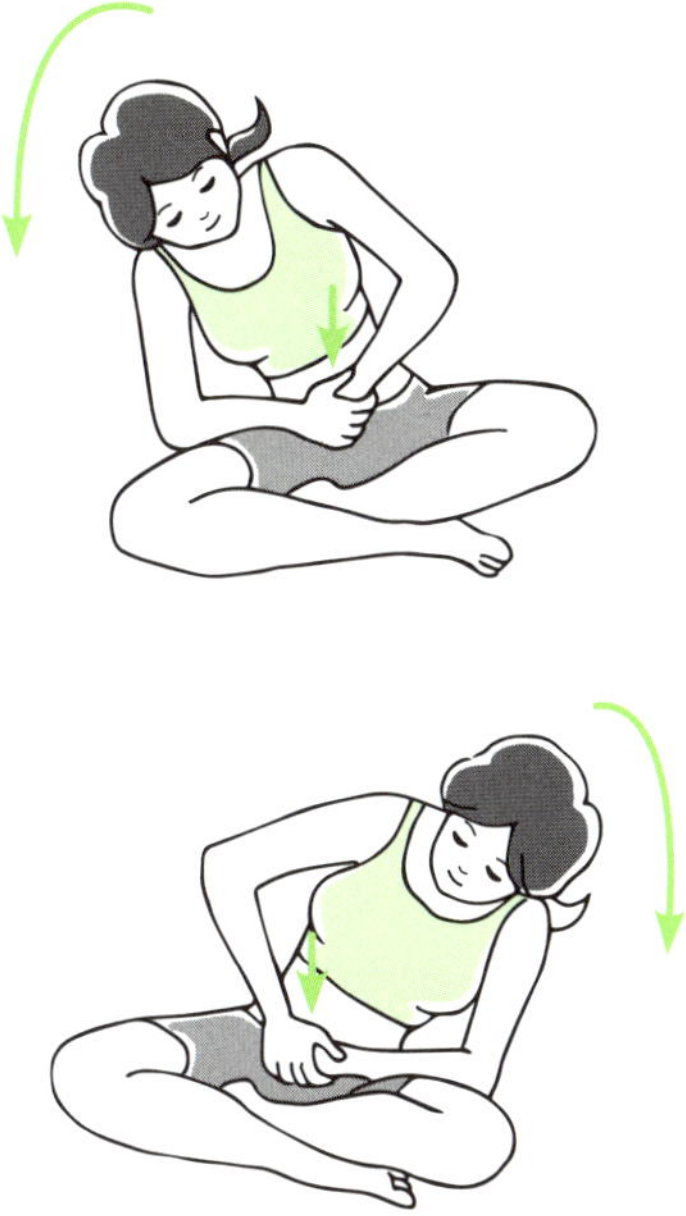

Point

●回数

3カ所を3回ずつ

●CHECK！

腹部リンパ節を押して、骨盤内の血流をよくすることでホルモンバランスを整える。しっかりと深い呼吸にあわせて下腹部を心地よい程度の力で押す。決して強い力でグリグリ押さないようにする

っかりと骨盤周辺のリンパ節を刺激し、最後にリンパプレスを行うとより効果的です。

骨盤内臓器と腸（腸管リンパ）も刺激できるので、骨盤内の臓器や腸のリンパの流れが促され、生理痛や更年期障害で引き起こされるホルモンバランスの乱れにも効果的です。

「ホルモンバランスが整っていれば、ストレスのかかる環境にあっても明るく元気にいることができます」。ホルモンバランスが崩れていると、どんなにいい環境にいても人は不安や不満を感じやすくなります。

「ホルモンバランスが人の幸不幸の感覚を司っているので、下腹部周辺はよくケアしましょう」。

顎関節症・小顔・美白・ほうれい線・シワ・たるみ

【痛み6】

顎関節症《がくかんせつしょう》・小顔・美白・ほうれい線・シワ・たるみ

1 肩幅に足を開いて立ち、口を開けてあごを上げる。両手の手のひらの根もと（手根）を耳たぶの前に置く

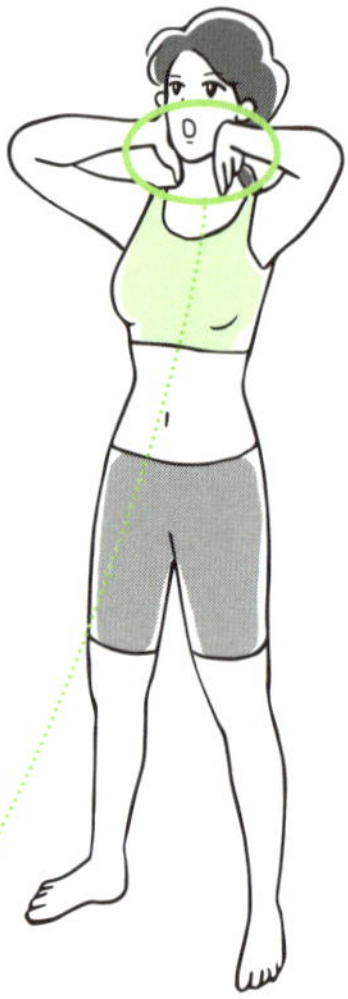

対処法

両手の手のひらの根本（手根）を耳たぶの前に置くやり方。

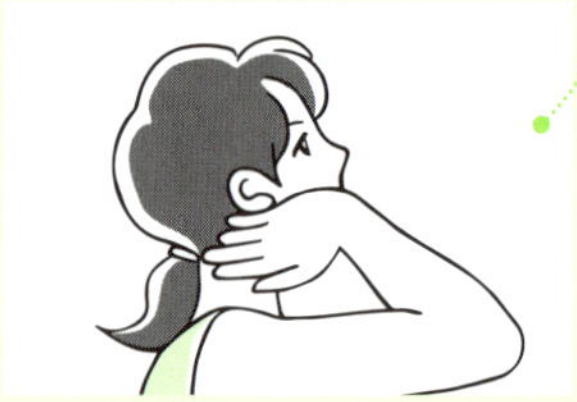

あごのズレと緊張が不調のもとをつくる

顎関節の周りは顔のリンパの出口になります。顔のリンパは顎関節から首の前のリンパを通って鎖骨下に流れ込みます。いわば「**顎関節は顔のリンパの排水口**」です。

顔も体の末端にあるのでむくみやすく、顔に停滞している余分な水の重みで顔全体がリフトダウンし、ほうれい線やシワ、たるみを引き起こします。「**顔のむくみを取るだけで小顔になり、肌も白く透きとおります**」。

2

口を閉じながらあごを引き、両手の手のひらの根もとであご関節を押す

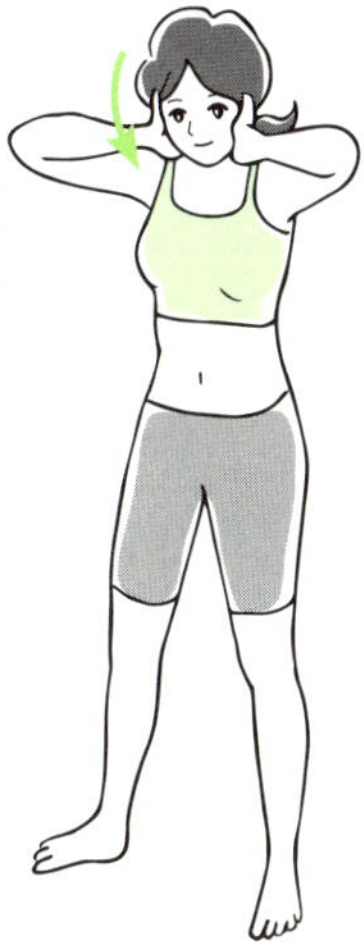

3

息を吸いながら、ゆっくりとあごを戻して力をゆるめる

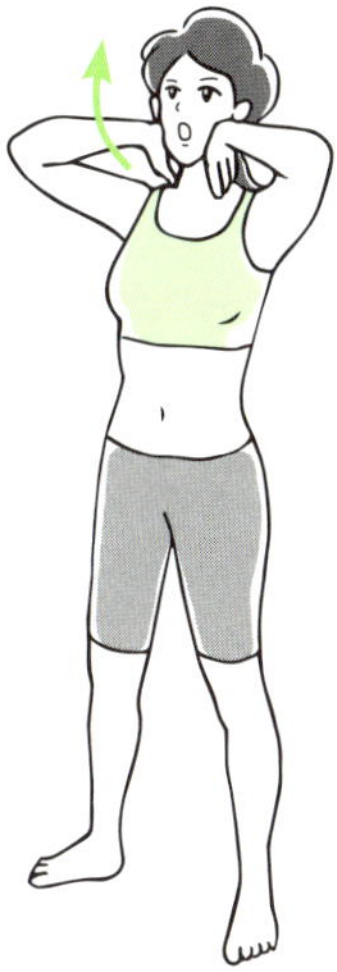

Point

●回数

ゆっくりと3回

●CHECK！

耳たぶの前には食物を咀しゃくするときに使う筋肉（咬筋）があり、噛み癖の影響で、左右どちらかがむくんで腫れている人が多い。手のひらでゆっくりともみほぐすようにケアする

顎関節の裏に耳下腺《じかせん》と呼ばれる唾液腺があります。耳下腺管は、耳下腺でつくられた唾液を口の中に運ぶルートなのですが、逆に口の中の雑菌や食べ物のカスを耳下腺へ逆流させてしまう管でもあります。

あごの下部にはリンパ節がたくさんありますが、耳下腺が詰まると耳下腺のリンパ節が硬く腫れあがります。腫れが大きくなると、耳鳴りや突発性難聴、めまいやメニエール病、顔面神経麻痺を引き起こす原因にもなります。

顎関節を手のひらで押すことで、顎関節のズレを修正し、咀嚼筋の緊張を緩め、耳下腺リンパを刺激することができます。

歯周病・小顔・美白・ほうれい線・シワ・たるみ

〔不調1〕 歯周病・小顔・美白・ほうれい線・シワ・たるみ

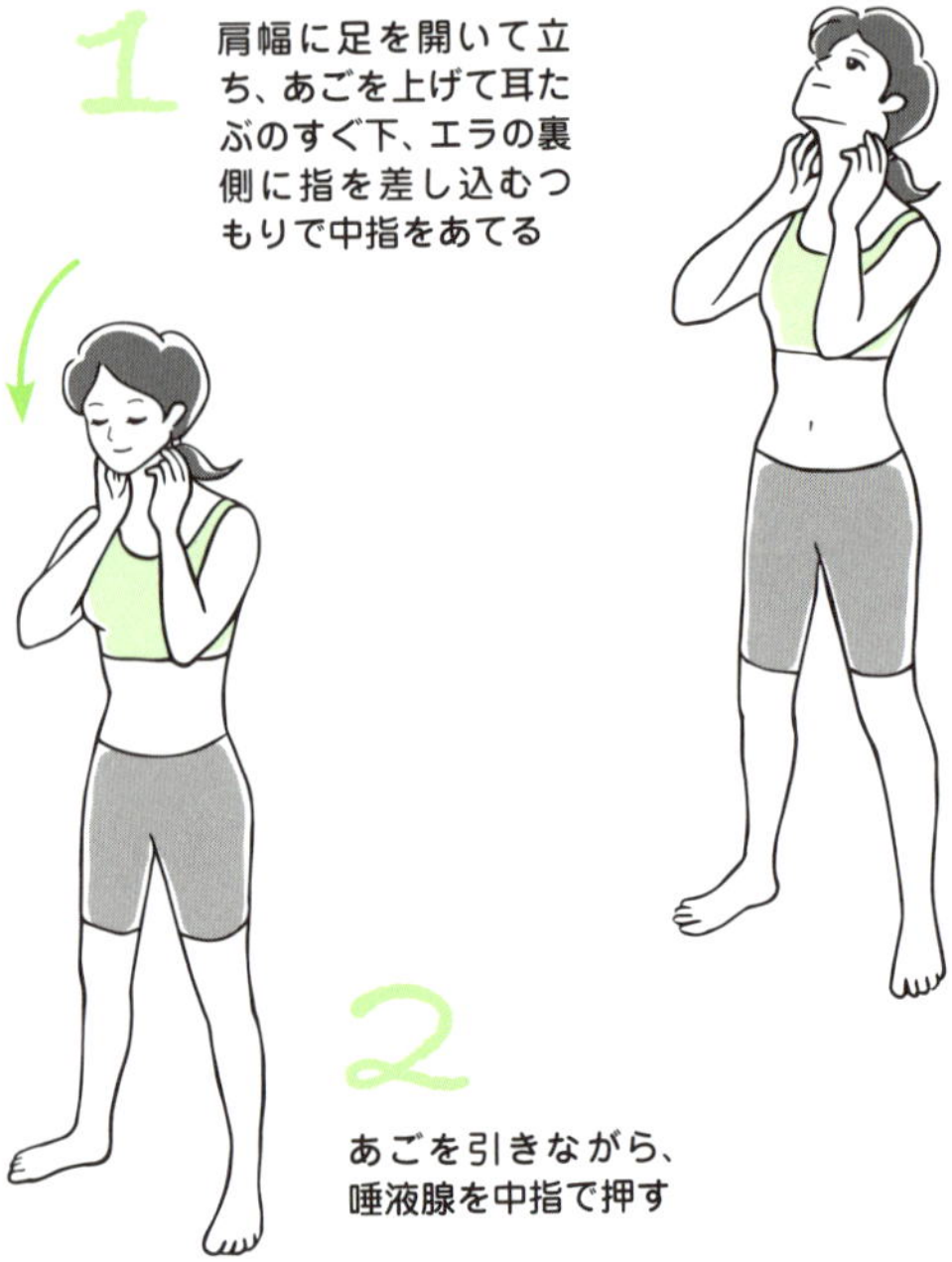

1 肩幅に足を開いて立ち、あごを上げて耳たぶのすぐ下、エラの裏側に指を差し込むつもりで中指をあてる

2 あごを引きながら、唾液腺を中指で押す

健康も病気もお口から

口は災いのもとといいますが、「**健康も病気も口からはじまる**」といっても過言ではありません。口から入るものが体をつくります。「**いつどんな風にどんな物を口にするかが健康の基本**」であることに間違いはありません。

また口は呼吸や飲食によって、ウイルスや細菌などの外来微生物が体内に侵入する侵入経路でもあります。

「**口腔内の衛生状態は唾液腺が担っ**

3

同じ要領で、あごの骨（下顎骨）に沿ってあご先まで骨の裏側に指を差し入れて唾液腺を押す

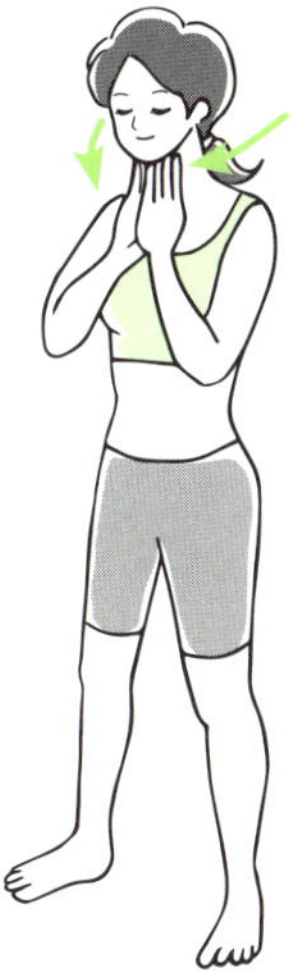

Point

● 回数

ゆっくりと3回

● CHECK ！

唾液腺リンパを刺激して、口腔内の衛生状態を向上する。詰まっている個所は少し痛いが、力を入れてグリグリやるより、首の力を抜いてしっかりと奥まで指を差し入れるように意識する

ています」。唾液腺はすべて下あごの骨（下顎骨《かがくこつ》）の周りに存在します。

口の中の免疫向上とともに、美容面でも小顔や美白・ほうれい線・シワ・たるみには唾液腺のケアが必要不可欠です。「**唾液腺が詰まれば、顔がむくんでシワ・たるみが増します**」。

病理面でも、耳下腺リンパの詰まりが耳鳴り、めまい、突発性難聴、メニエール病、顔面神経麻痺などの原因になったりします。

唾液腺は顔周りの不調に大きく影響するので、しっかりケアして口腔内の衛生状態を向上しましょう。

1

あぐらをかいて座り、両手の手のひらを骨盤の内側に置く

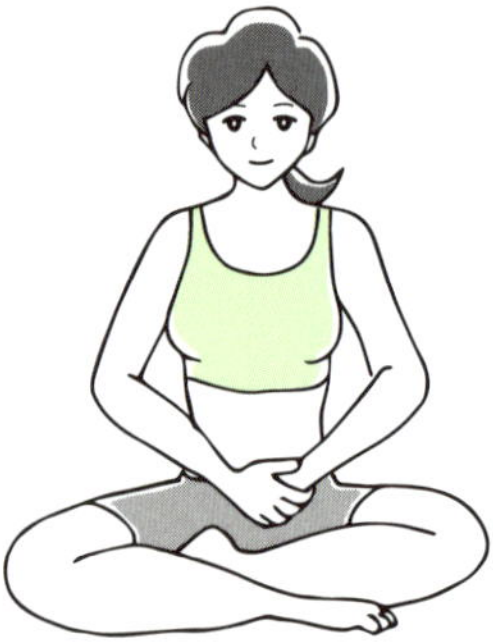

[不調2] アトピー・アレルギー・喘息・花粉症

対処法

このリンパプレスのコツは、息を吐きながら下腹部を凹ませること。こぶしをあて腸を刺激します。

活性させるリンパ節

腸管リンパ節

こんな不調にも

ホルモンバランスの乱れ・骨盤内の冷え・精力減退・腰痛・便秘・頻尿

アトピー、アレルギーは腸内環境を整えることが大切

腸内環境とアレルギーは密接に関係しているので、食事を改善するのも大切です。糖質やグルテン、アルコール、カフェイン、薬剤などの過剰摂取、食品添加物や酸化した油の摂取にも気をつけなければいけません。

腸は第二の脳といわれ、腸内細菌が免疫に大きく関わっている

腸が冷えている人はたくさんいま

2

ゆっくりと右に体を倒して右の手のひらでヘソから下の腹部をゆるやかに押す

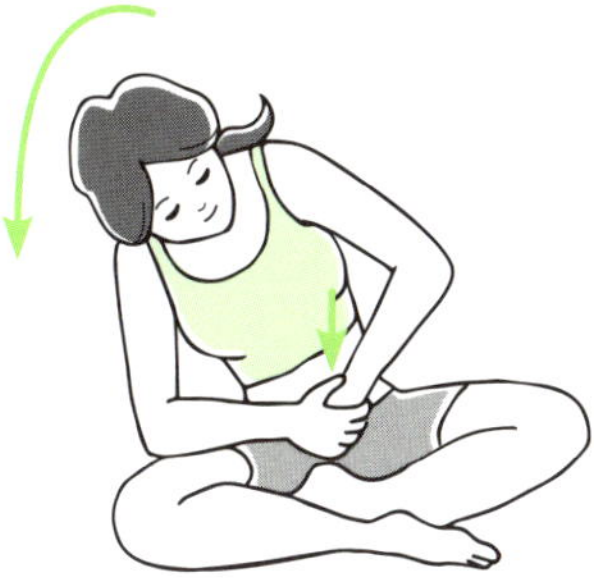

3

ゆっくりと体をもとに戻してから、体を左に傾けて左の手のひらで腹部をゆるやかに押す

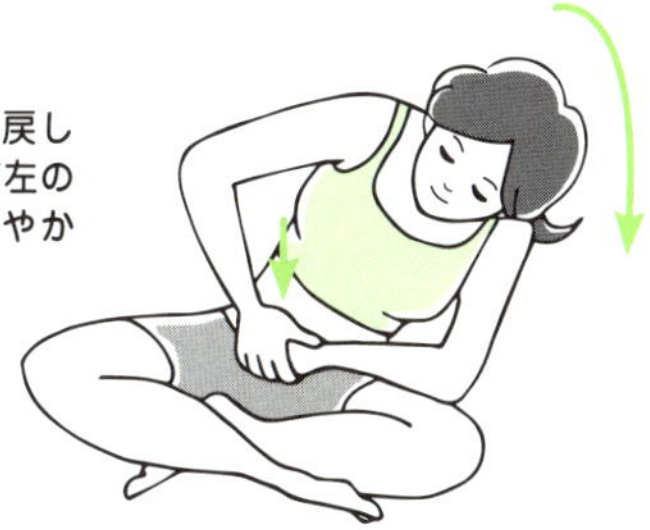

Point

● 回数

ゆっくりと左右3回ずつ

● CHECK！

腸のリンパ節を刺激してアトピーを改善する。押す力が強すぎると腸を傷めることがあるので注意する。ゆったりとした気分で心地いい圧力を心がける

す。腸が冷えると腸の動きも悪くなり、腸内環境が悪化します。腸壁が荒れると、腸管内のウイルスや細菌、炎症物質、未消化で有害なタンパク質などが血流を通して体内に蔓延してしまいます。

それを防ぐためには、「**食事改善に加えて、リンパプレスで腸に刺激を与えて血行を促すのが効果的**」です。

ただし気をつけなくてはならないのは、あまり強い力で腸を刺激しないことです。力が強すぎると腸壁を傷つけることがあるので、心地いいと感じる程度のケアに留めておきましょう。

リンパプレス ⑨

眼精疲労・緑内障・白内障

［不調3］眼精疲労・緑内障・白内障

1

眉毛に両手の指の腹を置く

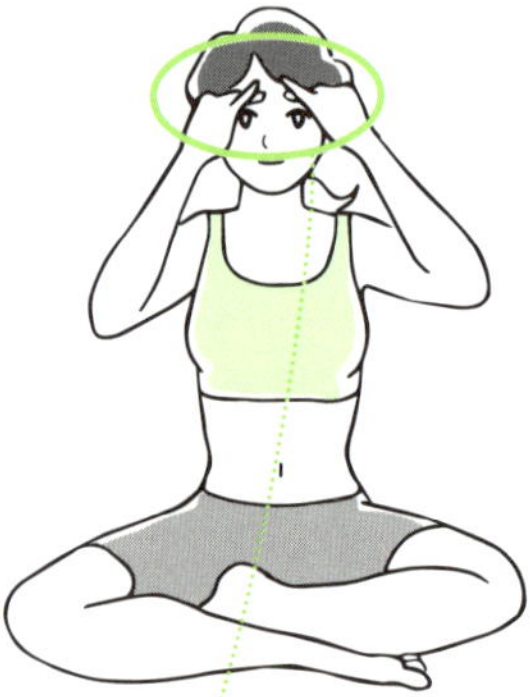

対処法

眉毛に両手の指の腹を置くやり方。

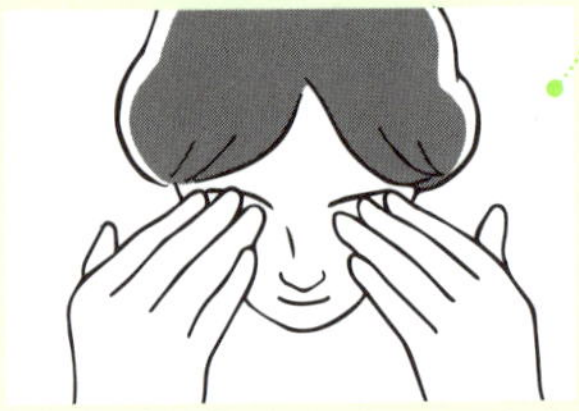

目に関わるさまざまな症状にアプローチできる

テレビやパソコン、スマートフォンの普及により、体を動かさずに目を酷使する機会が増えています。体を動かさずに長時間目を酷使すると、眼球への血流が十分に行き届かず、目に関わるさまざまな症状が引き起こされます。

目の周りにはたくさんの目のツボがあります。なかなか目のツボをピンポイントで押すことは難しいのですが、そんなことをしなくても「目

2

体を前に倒しながら、眉毛をゆっくりと押す

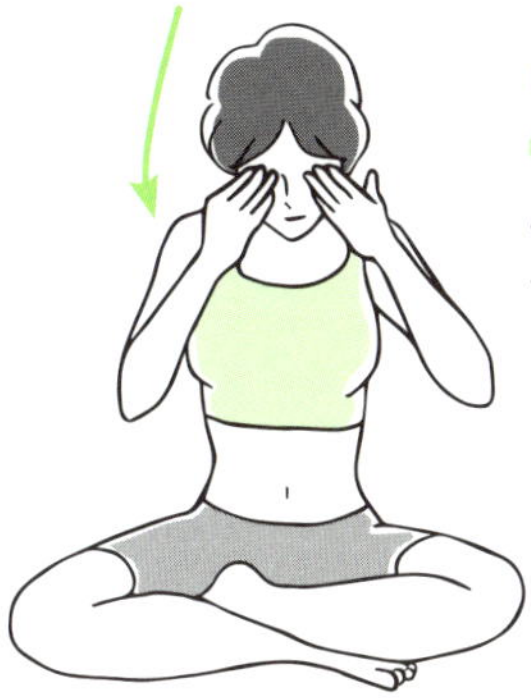

3

体を起こしてスタート姿勢に戻る

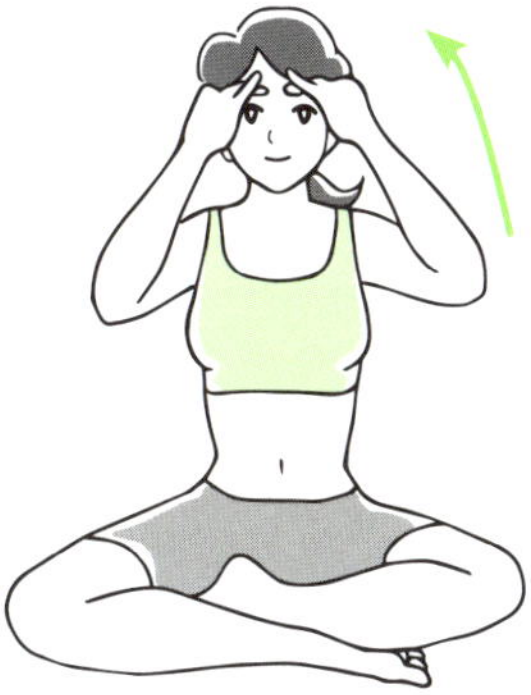

Point

●回数

ゆっくりと3回

●CHECK ！

目の周りには眼球の血流を促すツボや神経がある。やさしく押してゆっくりと解放することで、眼球の血流を促す

の周りを指の腹でやさしくマッサージするだけで、十分眼球の血流と栄養促進にアプローチできます」。

リンパプレスでやる場合、まずは指の腹をやさしく眉毛にあててください。そして頭の重さを利用して眉毛を指の腹で押します。

それだけでも眼球の血流がよくなって視界が鮮明になるでしょう。ただし目の周りの皮膚は薄いので、あまり頻繁にやりすぎるのはよくありません。1回やったら、1時間は間隔を開けましょう。

また強くグリグリやりすぎるのも逆効果です。「**心地いいと感じるぐらいの圧がベストで、眼球を動かす筋肉の血流を促すことができます**」。

［美容 1］ 足のむくみ

1

正座して左の前腕を左ひざで挟んで、体重を乗せる

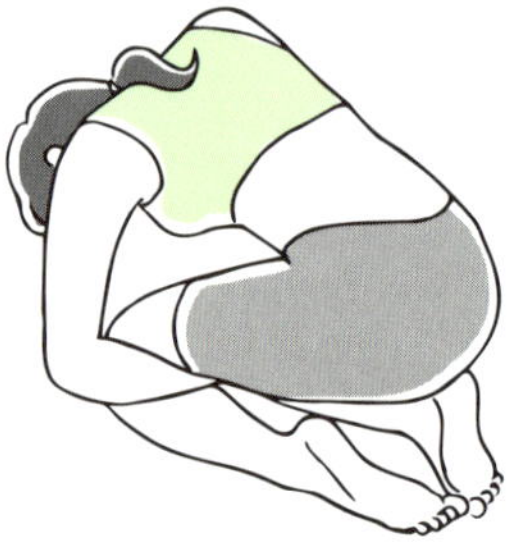

対処法

前腕の骨を幅広く使ってふくらはぎを圧迫します。ふくらはぎにうっ滞している血液を押し出します。

活性させるリンパ節

膝窩リンパ節

こんな不調にも

足の冷え・足のだるさ・足の痛み・ひざの冷え・腰痛・坐骨神経痛

ひざから下がむくむことで下半身に冷えが広がる

ふくらはぎは第二の心臓と呼ばれています。「**ふくらはぎは下半身に降りてきた血液を心臓に戻すポンプのような役割**」を果たしています。

しかし加齢とともにふくらはぎの筋肉がやせ細り、ポンプの役割が弱まります。すると、足まで降りてきた血液が上手に心臓まで戻されずに、リンパ液もうっ滞しむくみます。むくみがひどくなると足首が太くなり、足裏までむくんできます。「**ひざから**

2

尻を少し浮かせてひざの裏から足首まで押す

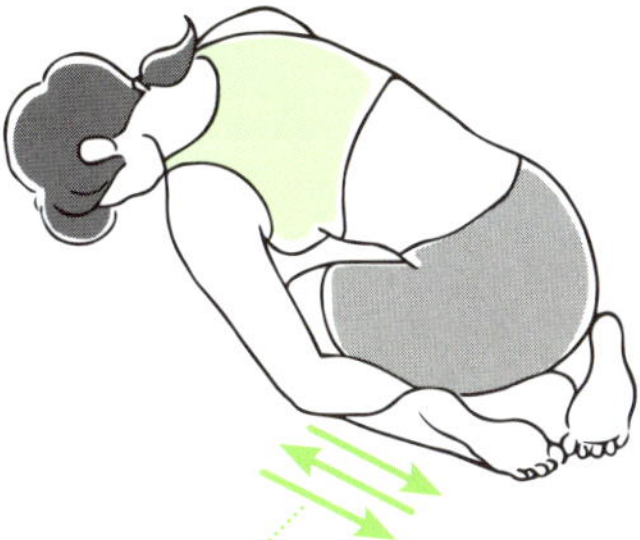

ひざ裏からアキレス腱周辺まで前腕をずらしながら1.5往復押す

3

右腕も同様にやる

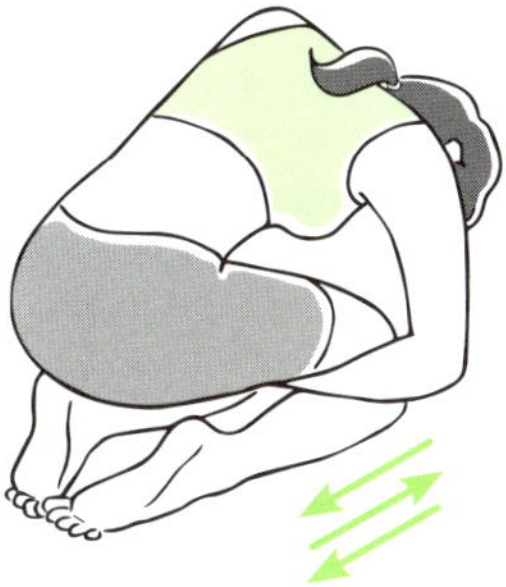

Point

● 回数

ゆっくりと左右3回ずつ

● CHECK ！

前腕の上に座るように体重をかける。ゆっくりと体重を乗せて、しばらく停止したあと、尻を浮かせてゆっくりと解放する。 片足1.5往復ずつ行い、左右を入れ替える

下がむくむことで下半身に冷えが広がります」。

下半身の冷えた血液やリンパが骨盤内を冷やし、腰痛や婦人科系の不調、精力減退にもつながります。

1日中、パソコンの前で座りっぱなしで仕事をしている人や狭い場所で立ちっぱなしで仕事をしている人は、特にふくらはぎの筋肉が衰えないように、足首の関節とふくらはぎの筋肉をリンパトレーニングでしっかり動かしましょう。

トレーニング後に、体重を使って前腕の骨でしっかりとふくらはぎを押してください。ひざから下に溜まっている汚れた血液やリンパ液を、リンパプレスで押し出してください。

［美容2］ 手のむくみ

1

ひじをついて四つん這いになり、右の前腕を左の前腕の上に乗せる

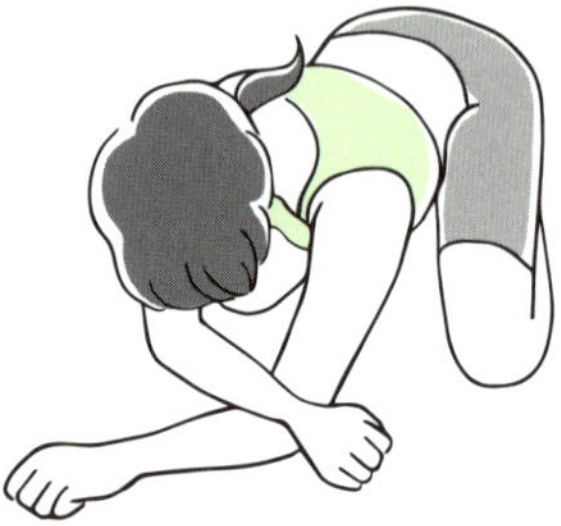

対処法

前腕の骨を幅広く使って、もう片側の前腕部を圧迫します。前腕にうっ滞している血液を押し出します。

■活性させるリンパ節

ひじのリンパ節

■こんな不調にも

ひじの痛み・手首の痛み・手のひらのむくみ・肩こり・首の痛み

前腕がむくむと肩こりや首の痛みを引き起こすこともある

ひじから先の前腕と呼ばれる部位の筋肉は、常日頃こまごまと負荷をかけられています。パソコンのキーボードを打ったり、炊事・洗濯などの手仕事、重い荷物を持ったり、物を運んだりするときも常に使われています。休むことの少ない筋肉のひとつなので、運動をしていない人でもひじから先の筋肉は疲労していることが多いです。

また「**前腕は手先に溜まる血液や**

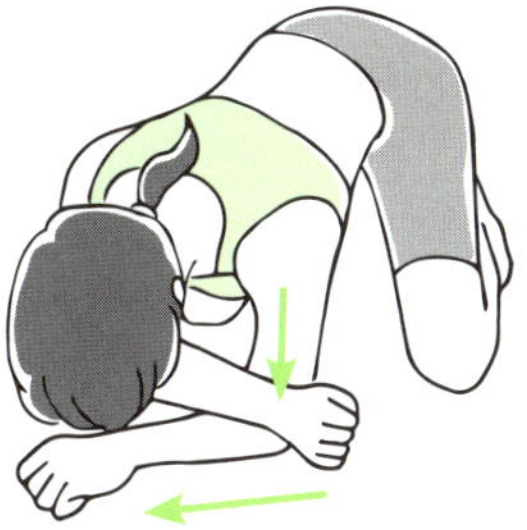

2

体を前に倒しながら、右の前腕に体重をかけて、左の前腕部をゆっくりと押す

3

腕を入れ替えて同様にやる

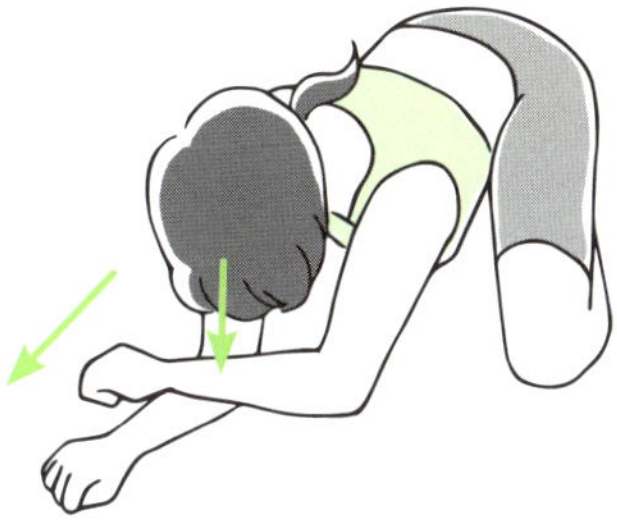

Point

●回数
ゆっくりと左右3回ずつ

●CHECK ！
椅子に座った状態で、机の上に前腕を乗せてもできる。ゆっくりと体重を乗せて、しばらく停止したあと、ゆっくりと解放する

リンパを心臓に戻す役割をしています」。下半身でいえば、ふくらはぎのような部位です。「**前腕に汚れた血液やリンパが滞ると前腕がむくみ、腕全体が重くなり、肩こりや首の痛みを引き起こす原因にもなります**」。

手のむくみを解消するには、腕を心臓より高く上げるのが効果的ですが、むくみが取れるまでに時間がかかり、腕を上げ放しにすると肩の筋肉が疲労してしまいます。

手のむくみを解消するには、前腕がリラックスできる姿勢で、反対側の前腕の骨で体重を使って圧するのが効果的です。前腕の疲れを取ることで頭がスッキリしたり、肩や首の痛みの改善にもアプローチできます。

リンパプレス⑫

✿ ほうれい線 ✿

[美容3] ほうれい線

1 あごを上げて、鼻骨と頬骨の隙間に右の手のひらを置く

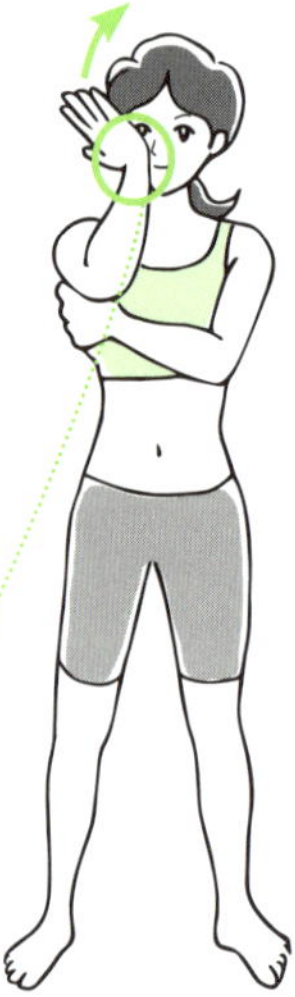

対処法

鼻骨と頬骨の隙間に右の手のひらを置きます。

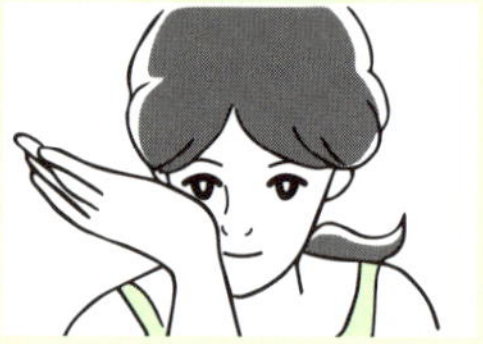

ほうれい線が薄くなると、顔がリフトアップする

「ほうれい線は、鼻の骨と頬の骨の間にある溝に顔のリンパ液が停滞することで生じます」。

顔の形状で谷になっている鼻の両わきの部分に頬から上のリンパ液が流れ込み、むくむことでほうれい線が深くなります。

まずはほうれい線に手首の骨をあてます。そして頭の重さを利用してほうれい線を押します。力を入れすぎてはいけませんが、小鼻に手首の

2

あごを引きながら、鼻骨と頬骨の隙間を手首でゆっくりと押す

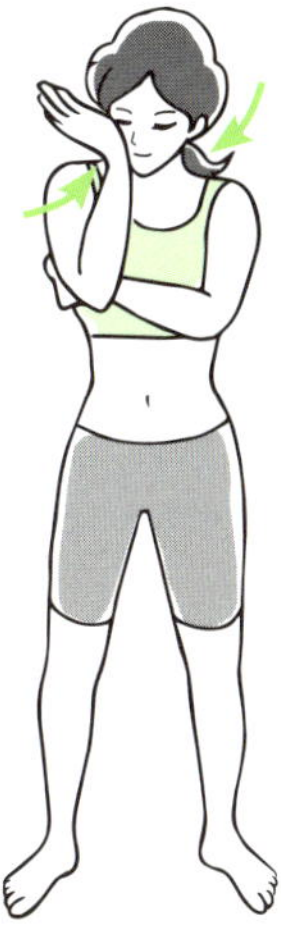

3

腕を入れ替えて同様にやる

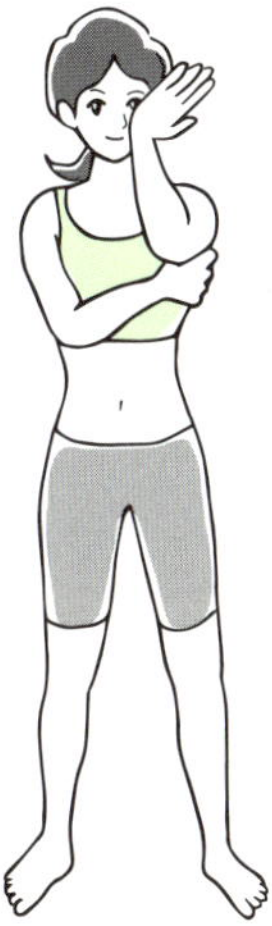

Point

●回数

ゆっくりと左右3回ずつ

●CHECK !

ほうれい線は、鼻骨と頬骨の隙間にある溝に余分な水分や老廃物が溜まることで深くなる。手のひらで押すことで、溝に溜まった余分な水分や老廃物を押し出す。机に座って、ひじをついてやってもいい

骨が少し食い込むような感じでしっかりと頬骨を捉えてください。強く押すよりも、的確な場所を押すことに意味があります。

　ストレスや疲労で顔はむくみやすいので、ほうれい線を薄くするには毎日1回押すようにしましょう。

　頭皮や額、こめかみなど頬から上のリンパの流れを促すリンパエクササイズや、首のリンパの流れを促すリンパエクササイズをあわせるとさらに効果的です。

　むくみが取れるとほうれい線が薄くなるだけでなく、顔がリフトアップします。上手に顔や頭部のむくみも解消して、ほうれい線の溝に溜まっているリンパを押し出しましょう。

あとがき

まず気づいてほしいことは、「**脳＝体ではない**」ということです。

脳が欲するものは必ずしも体が欲しているわけではありません。脳が甘いものを食べたい、アルコールを飲みたいと欲求していても体がそれを望んでいるとはかぎりません。脳が喜ぶからといって体が喜んでいるわけではないのです。

「**脳はおしゃべりですが、体（内臓）は寡黙**」です。寡黙に働き続けています。あれ食べたい、これ食べたい。動くとしんどい、つらい。ストレッチは痛い。これはすべて脳の声です。大きな声で叫んでいます。それに比べて体の声は小さすぎて聞き逃しがちです。「消化・解毒するのが大変だから食べすぎないで」「動かないと滞るから、しっかり動かして」「伸ばさないと固まるからちゃんと伸ばして」。体は健康に美しく生き続けるために小さな声で叫び続けています。普段は聞き取れないほどの小さな声ですが、どうにもがまんできなくなったときに、大きな声で叫びます。そうなったときは、痛みと不調はかなり深刻化しています。気をつけてください。

ストレスの多い社会ですから、適度な脳へのご褒美は必要です。しかし、過度に甘やかしすぎないように、体を気遣いながら労ってあげましょう。「**脳疲労も体を動かしてあげることで十分に解消できます**」。人は、体を介して社会と向きあっています。「**体が喜ぶ生活があなたを美しく豊かにする**」のです。

最後に、論文や戯曲と違う実用書の文体に苦労しましたが、5年間愛される本をつくりたいというソーテック社の福田清峰部長の熱い思いに勇気づけられ、何とか書き終えることができました。ありがとうございました。また、母校のつながりで協力してくれた県立広島大学大学院経営管理研究科教授の田中浩子さんと食事メニューを作成してくれた東海学園大学健康栄養学部管理栄養学科准教授の東山幸恵さん、そしてイラストを快く引き受けてくれた佐とうわこさん、執筆を応援してくれたFacebook友達、校正を手伝ってくれたメディカルセンターWaiのスタッフ、そして何よりも、本書を手にしてくださった読者のあなたに心から感謝します。本当にありがとうございました。

吉良浩一

Illustration　Wako Sato
Cover Design　Yoshiko Shimizu (smz')
Cooperation　Yosuke Iwaya

不調《ふちょう》を治《なお》す！
リンパストレッチ & マッサージ Book

2017年12月31日　初版第1刷発行

著　者　吉良浩一
発行人　柳澤淳一
編集人　福田清峰
発行所　株式会社ソーテック社
〒102-0072
東京都千代田区飯田橋4-9-5　スギタビル4F
TEL：注文専用 03-3262-5320
FAX：03-3262-5326

印刷所　図書印刷株式会社

ISBN978-4-8007-3009-1